W0063375

I. Kreft | E. Atug | S. Döring | W. Grothe | A. Stoehr
S. Wenner-Ziegler | C. Wesseler

Antibiotika-Fibel
2022/23
9. Auflage

Medizinisch Wissenschaftliche Verlagsgesellschaft

Die Asklepios Praxisbibliothek

Experten in den über 100 Einrichtungen der Asklepios Kliniken dokumentieren und vermitteln seit Jahren ihr klinisches Know-how zu verschiedensten Fachthemen. Die Schriftenreihe Asklepios Praxisbibliothek macht diese wertvolle, bisher nur lokal verfügbare Expertise nun schrittweise allen Kliniken und dem breiten Fachpublikum zugänglich. Asklepios setzt damit ein weiteres, klares strategisches Zeichen für mehr Innovation und Qualität in der Patientenbehandlung.

Die Antibiotika-Fibel erscheint seit der 2. Auflage bei der Medizinisch Wissenschaftlichen Verlagsgesellschaft.

- **Verfasser der 2. Auflage:** J. Braun, T. Garms, S. Huggett, I. Kreft, A. Stoehr, H. von Wulffen
- **Verfasser der 3. Auflage:** J. Braun, T. Garms, S. Huggett, I. Kreft, A. Stoehr, H. von Wulffen
- **Verfasser der 4. Auflage:** J. Braun, S. Huggett, I. Kreft, A. Stoehr, H. von Wulffen
- **Verfasser der 5. Auflage:** S. Huggett, H.-P. Hauber, J. Braun, I. Kreft, A. Stoehr, H. von Wulffen
- **Verfasser der 6. Auflage:** S. Huggett, H.-P. Hauber, I. Kreft, A. Stoehr, H. von Wulffen
- **Verfasser der 7. Auflage:** S. Huggett, H.-P. Hauber, I. Kreft, A. Stoehr, H. von Wulffen
- **Verfasser der 8. Auflage:** S. Hugget, S. Döring, H.-P. Hauber, I. Kreft, A. Stoehr, S. Wenner-Ziegler, H. von Wulffen

Asklepios Praxisbibliothek

I. Kreft | E. Atug | S. Döring | W. Grothe | A. Stoehr
S. Wenner-Ziegler | C. Wesseler

Antibiotika-Fibel 2022/23

Rationale Antibiotikatherapie

9. Auflage

Medizinisch Wissenschaftliche Verlagsgesellschaft

Die Autorinnen und Autoren

Dr. rer. nat. Isabel Kreft
Krankenhausapotheke der Asklepios
Kliniken Hamburg GmbH
Tangstedter Landstraße 400
22417 Hamburg

Dr. med. Elvin Atug
Thoraxzentrum Hamburg,
Lungenabteilung Harburg
Asklepios Klinikum Harburg
Eissendorfer Pferdeweg 52
21075 Hamburg

Dr. med. Stefanie Döring
MEDILYS Laborgesellschaft mbH
Mikrobiologie
Asklepios Klinik Altona
Paul-Ehrlich-Straße 1
22763 Hamburg

Dr. med. Wilfried Grothe
Innere Medizin&Gastroenterologie
Onkologie
Asklepios Klinik Wandsbek
Alphonsstraße 14
22043 Hamburg

Dr. med. Albrecht Stoehr
ifi – Institut für Infektiologie
und Immunologie
Asklepios Klinik St. Georg
Lohmühlenstraße 5
20099 Hamburg

Dr. med. Susanne Wenner-Ziegler
MEDILYS Laborgesellschaft mbH
Krankenhaushygiene
Asklepios Klinikum Harburg
Eißendorfer Pferdeweg 52
21075 Hamburg

Dr. med. Claas Wesseler
Thoraxzentrum Hamburg,
Lungenabteilung Harburg
Asklepios Klinikum Harburg
Eissendorfer Pferdeweg 52
21075 Hamburg

MWV Medizinisch Wissenschaftliche Verlagsgesellschaft mbH & Co. KG
Unterbaumstraße 4
10117 Berlin
www.mwv-berlin.de

ISBN 978-3-95466-743-7

Bibliografische Information der Deutschen Nationalbibliothek
Die Deutsche Nationalbibliothek verzeichnet diese Publikation in der Deutschen Nationalbibliografie;
detaillierte bibliografische Informationen sind im Internet über http://dnb.d-nb.de abrufbar.

Produkt-/Projektmanagement: Meike Daumen, Berlin
Lektorat: Monika Laut-Zimmermann, Berlin
Layout & Satz: zweiband.media, Agentur für Mediengestaltung und -produktion GmbH, Berlin
Druck: druckhaus köthen GmbH & Co. KG, Köthen

Zuschriften und Kritik an:
MWV Medizinisch Wissenschaftliche Verlagsgesellschaft mbH & Co. KG, Unterbaumstr. 4, 10117 Berlin, lektorat@mwv-berlin.de

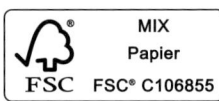

Inhalt

Inhalt

Liebe Leserinnen und Leser,

in Deutschland erkranken jedes Jahr mehr als 500.000 Patienten an Krankenhausinfektionen. Die Zunahme antimikrobieller Resistenzen bei Bakterien stellt inzwischen eine globale gesamtgesellschaftliche Herausforderung dar. Zunehmend werden durch multiresistente Erreger verursachte Infektionen aber auch ambulant und somit außerhalb von Krankenhäusern erworben. Infektionen durch resistente Bakterien sind schwierig zu therapieren, verlängern die Behandlungsdauer und haben erhöhte Mortalität und Behandlungskosten zur Folge.

Die Hauptursachen für die Zunahme von Antibiotika-Resistenzen sind die unsachgemäße Verordnung und Anwendung von Antibiotika sowie Defizite in der Hygiene. Der sachgerechten Verordnung von Antibiotika durch Ärztinnen und Ärzte kommt somit eine entscheidende Rolle bei der Verminderung des Selektionsdrucks und der Sicherung von Therapieoptionen zu. Antibiotic Stewardship-Maßnahmen haben deshalb ein großes Potenzial zur Eindämmung der Resistenzen und damit zur Verbesserung der Patientensicherheit. Die Kommission ART (Antiinfektiva, Resistenz und Therapie) beim RKI hat im Mai 2020 das Positionspapier „Strukturelle und personelle Voraussetzungen für die Sicherung einer rationalen Antiinfektivaverordnung in Krankenhäusern" veröffentlicht. Hier wird eindeutig dargestellt, dass mit Antibiotic Stewardship durch interdisziplinär abgestimmte Maßnahmen auf der Basis wissenschaftlicher Evidenz der Einsatz von Antiinfektiva verbessert werden kann. In der vorliegenden, mittlerweile 9. Auflage der Antibiotika-Fibel haben die Autoren den Rückmeldungen der Leserschaft erneut Rechnung getragen und darüber hinaus neueste Empfehlungen aus den Leitlinien berücksichtigt.

PD Dr. Sara Sheikhzadeh
Vorstand CMO
Asklepios Kliniken GmbH & Co. KGaA
Hamburg, Juli 2022

Vorwort

Wir freuen uns, Ihnen die Antibiotika-Fibel jetzt in der 9. Auflage zu präsentieren. Neue Empfehlungen und aktuelle Leitlinien von Fachgesellschaften wurden berücksichtigt.

Mit unserer Antibiotika-Fibel sollen Sie im klinischen Alltag darin unterstützt werden, die in unseren Kliniken eingeführten Präparate – übersichtlich für die wichtigsten Infektionen dargestellt – bei der Therapie Erwachsener zielgerichtet in der richtigen Dosierung und notwendigen Therapiedauer einzusetzen. Wir möchten dem klinisch tätigen Arzt, aber auch den ABS-Teams in den Kliniken Entscheidungshilfe sein.

Es wird vor dem Hintergrund der Resistenzentwicklung weltweit immer wichtiger, Antibiotika nur dann einzusetzen, wenn eine behandlungsbedürftige Infektion vorliegt. Das Spektrum sollte so schmal wie möglich sein, damit uns die Breitbandantibiotika für die kalkulierte Therapie schwerer Infektionen ohne Erregernachweis weiter zur Verfügung stehen. Ein Antibiogramm ist keine Aufforderung zur Antibiotikatherapie.

Die WHO hat 2017 Antibiotika in drei Kategorien eingeteilt:
1. Zugang (Access)
2. Beobachtung (Watch)
3. Reserve (Reserve)

Antibiotika der 1. Kategorie wie z.B. Penicilline, Cefalosporine der 1. und 2. Generation, Doxycyclin und Clindamycin sollen jederzeit verfügbar sein. In die Kategorie „Beobachtung" fallen z.B. Chinolone, 3. Generationscephalosporine und Carbapeneme, deren Einsatz deutlich reduziert werden soll, um eine weitere Resistenzentwicklung zu vermeiden. Wirkstoffe der Reservegruppe wie Colistin und Cephalosporine der 4. Generation sollen nur eingesetzt werden, wenn Antibiotika der Kategorie 1 + 2 wirkungslos sind.

Im April 2019 hat das Bundesinstitut für Arzneimittel und Medizinprodukte (BfArM) einen Rote-Hand-Brief zu Fluorchinolon-Antibiotika veröffentlicht und auf schwerwiegende möglicherweise irreversible Nebenwirkungen durch systemisch bzw. inhalativ angewendete Fluorchinolone aufmerksam gemacht. Die Indikation für die Verordnung dieser Antibiotika für die Therapie soll sehr streng gestellt werden. Nebenwirkungen, die im Zusammenhang mit Antibiotikagabe stehen können, sollen gemeldet werden. In der aktuellen 9. Auflage unserer Antibiotika-Fibel wird der Einsatz von Fluorchinolonen als Therapieempfehlung bei bestimmten Infektionen weiter eingeschränkt. Der auf wenige Indikationen beschränkte Einsatz von Chinolonen hat in einigen Kliniken erfreulicherweise bereits zu einer Verbesserung der Empfindlichkeit von Chinolonen gegenüber bestimmten Bakterien geführt.

Die vorliegenden Empfehlungen haben wir mit größter Sorgfalt erstellt. Dennoch bitten wir Sie darum, im Einzelfall bei der Therapie Ihres Patienten unsere Angaben auf Richtigkeit zu überprüfen und individuelle Aspekte des Patienten zu berücksichtigen.

Gern nehmen wir Ihre Hinweise und Anregungen auf und freuen uns über eine Rückmeldung.

Hamburg, Juli 2022

Dr. rer. nat. I. Kreft, Dr. med. E. Atug, Dr. med. S. Döring, Dr. med. W. Grothe,
Dr. med. A. Stoehr, Dr. med. S. Wenner-Ziegler, Dr. med. C. Wesseler

Hinweise zur Antibiotikatherapie

- Antibiotika sind keine Antipyretika! Nur bei infektiöser Ursache verordnen. Fieber ohne weitere Entzündungsparameter (Leukozytose oder -penie, Linksverschiebung, CRP-, PCT-Erhöhung etc.) ist keine Indikation zur Therapie!
- Gezielte Therapie anstreben, vor Beginn der antimikrobiellen Therapie Erregernachweis durchführen, z.B. Wundabstriche, Blutkulturen bei V.a. Endokarditis, Sepsis oder Pneumonie. Mikroskopie erlaubt oft schnellen Rückschluss auf Erreger.
- Vor Beginn der Antibiotikatherapie Allergien erfragen.
- Aktuelle Resistenzsituation in der Region bzw. Klinik bei der Therapieentscheidung berücksichtigen.
- Kalkulierte (initiale) Antibiotikatherapie bis zum Eintreffen des Ergebnisses des Erregernachweises und der Resistenzbestimmung.
- Welcher Erreger kommt infrage?
- Wurde der Erreger innerhalb oder außerhalb des Krankenhauses erworben?
- Anamnese: Auslandsaufenthalt, stationäre Behandlung, Dauer des Klinikaufenthalts, Verlegung aus einem Pflegeheim?
- Nachweis von Wunden?
- Besonderheiten des Patienten: Nieren-, Leberfunktion, Schwangerschaft?
- Meist ist bei den heute verfügbaren Präparaten eine Antibiotika-Monotherapie ausreichend.
- Nach Erhalt der Resistenzbestimmung Umsetzen der Antibiotika auf wirksame Substanzen bzw. Präparate mit einem schmaleren Spektrum.
- Das Vorliegen eines Antibiogramms stellt keine Indikation zur Antibiotikatherapie dar.
- Gleichzeitige Anwendung mehrerer nephro- bzw. ototoxischer Substanzen vermeiden.
- Bei der Gabe von Aminoglykosiden und Glykopeptiden ab Tag 3 regelmäßige Serumspiegelkontrollen (Toxizität, ausreichende Wirkspiegel). In der Regel ist eine Aminoglykosidgabe über 3–5 Tage ausreichend (und dann auch sicher). Ausnahme: Endokarditis!
- Therapiedauer: Antibiotika so lange wie nötig und so kurz wie möglich! In der Regel können Antibiotika 3 Tage nach Entfieberung abgesetzt werden (Ausnahme z.B. Tonsillitis, Endokarditis).
- Frühzeitige Umstellung von i.v.- auf p.o.-Applikation (s. SEQ, Sequenztherapie).
- Falls der Patient 2–3 Tage nach Beginn der antibiotischen Therapie nicht entfiebert und ein Erregernachweis nicht gelingt: Alle Ursachen eines Therapieversagens (s.u.) erwägen. Gegebenenfalls wirkungs-

lose Antibiotikatherapie absetzen und, falls der Zustand des Patienten dies erlaubt, nach mehrtägiger Antibiotikapause erneute Diagnostik durchführen!

- Reserveantibiotika sind mit einem § gekennzeichnet. Diese sollten als Sonderanforderung (Freigabe durch Chef- oder Oberarzt) bestellt werden.

> *Zu Beginn der Antibiotikatherapie Indikation und voraussichtliche Therapiedauer festlegen und dokumentieren.*

Therapieversagen

Häufige Gründe für den Misserfolg einer Behandlung von Infektionskrankheiten:

- Falsches Antibiotikum (primäre oder erworbene Resistenz des Erregers).
- Falsche Dosierung mit unzureichender Konzentration am Ort der Infektion (Pharmakokinetik der eingesetzten Arzneimittel, abszedierende Infektionen, Fremdkörperinfektionen).
- Antibiotikum trotz nachgewiesener In-vitro-Empfindlichkeit in-vivo unwirksam.
- Resistenzentwicklung unter laufender Therapie (z.B. gegen 3. Generations-Cephalosporine bei *Enterobacter cloacae*).
- Schweres Immundefizit.
- Schwer oder nicht anzüchtbarer Erreger (z.B. *M.tuberculosis*, Chlamydien).
- Virus- oder Pilzinfektion.
- Keine mikrobiologische Ursache eines infektionsähnlichen Bildes (z.B. SIRS, drug-fever, sonstige Ursachen eines Fiebers).
- Unzureichende supportive oder organprotektive Therapie (Beatmung, Flüssigkeitssubstitution, Ausgleich von Elektrolytstörungen, Kreislaufstabilisierung).
- Bei fortbestehendem Fieber 2–3 Tage nach Therapiebeginn muss die eingeleitete Antibiotikatherapie überprüft werden. Ggf. sollte ein infektiologisches Konsil veranlasst werden bzw. das ABS-Team eingeschaltet werden.

Antibiotic Stewardship (ABS) – ein Instrument zur Reduktion der Resistenzentwicklung

Antibiotika sind für die Behandlung von Infektionskrankheiten (über-)lebenswichtig. Mit der Einführung von Antibiotika entwickelte sich weltweit die inzwischen bedrohlich zunehmende Resistenz von Bakterien gegenüber Antibiotika. Neben dem Einsatz von Antibiotika in der Humanmedizin fördert die Antibiotikagabe in der Veterinärmedizin die Resistenzentwicklung. Auch in der Umwelt sind bereits relevante Mengen von Resistenzgenen festgestellt worden.

Die WHO sieht die Resistenzentwicklung als globale Bedrohung und hat insbesondere durch den Mangel an neuen wirksamen antiinfektiven Wirkstoffe die **postantibiotische Ära** ausgerufen. Sie hat den Erhalt der Wirksamkeit antimikrobieller Wirkstoffe zur größten Herausforderung der Medizin im 21. Jahrhundert erklärt.

Die Resistenzentwicklung ist ein multifaktorielles, globales Problem, das nur durch gemeinsame Aktivitäten der Human- und Tiermedizin sowie der Umwelt im Sinne einer One-Health-Strategie gelöst werden kann.

Alexander Fleming entdeckte 1928 das Penicillin, eine der bedeutendsten Entdeckungen des 20. Jahrhunderts. Bereits in seiner Nobelpreisrede machte er darauf aufmerksam, welche Gefahr im zu niedrigen Einsatz eines Antibiotikums liegt: Die Entstehung einer Resistenz und damit die Unwirksamkeit des Medikaments mit möglicher Todesfolge.

Nach Vorhersagen des englischen Ökonomen Jim O'Neil (2014 und 2016) müssen wir im Jahr 2050 weltweit mit 10 Millionen Todesfällen durch multiresistente Erreger rechnen, mehr als durch Krebserkrankungen (8,2 Millionen). Dabei sind die Risiken auf der Welt unterschiedlich verteilt. Besonders von der großen Zahl von Todesfällen betroffen werden Länder mit instabilen Gesundheitssystemen sein, vor allem in Asien mit ca. 4,7 Millionen Todesfällen und 4,1 Millionen in Afrika. Eine enorme ökonomische Auswirkung ist hierdurch zu erwarten.

Aktuell sterben weltweit ca. 700.000 Menschen an Infektionen, die durch resistente Bakterien ausgelöst werden, in Europa sind es schätzungsweise jährlich 25.000 Todesfälle.

Nationale Programme zur Eindämmung der Resistenz: DART

Die Bundesregierung hat das Problem der zunehmenden Resistenz bereits vor Jahren erkannt und mit der Deutschen Antibiotikaresistenzstrategie

DART 2008 ein Konzept zur Eindämmung der weiteren Resistenzbildung entwickelt. 2015 wurde die aktualisierte Version „DART 2020" veröffentlicht. In der Humanmedizin werden 85 % aller Antibiotika im ambulanten Bereich verordnet. Seit 2007 ist die Menge des Antibiotikaverbrauchs in Deutschland im ambulanten Bereich stabil, der Anteil an Breitspektrumantibiotika wie Cephalosporine und Fluorchinolone am Gesamtverbrauch steigt jedoch.

In der Mehrzahl der Verschreibungen von Antibiotika wird auf vorherige mikrobiologische Untersuchungen verzichtet.

Eine Ursache der dramatisch steigenden Resistenzen und der dadurch schlechter beherrschbaren bakteriellen Infektionen ist unzweifelhaft der breite und z.T. ungezielte Einsatz von Antibiotika.

Die mikrobiologische Diagnostik ist der Standard für einen Erregernachweis. Bakterienkulturen und Resistenzbestimmungen benötigen allerdings Zeit – in der Regel 48 Stunden. Schnellere, molekulare Bestimmungsmethoden gibt es seit einigen Jahren für den Nachweis von MRSA. Für die Diagnostik (multiresistenter) gramnegativer Erreger stehen „Schnelltests" zur Screeninguntersuchung bisher noch nicht für die Routine zur Verfügung!! Die rechtzeitige Erkennung auch dieser resistenten Erreger ist wichtig, damit bakterielle Infektionen gezielt behandelt werden können. Deshalb ist die Weiterentwicklung praxistauglicher molekularer Testverfahren notwendig.

Die Verbreitung von (resistenten) Erregern kann durch entsprechende Hygienemaßnahmen reduziert werden.

MEDILYS hat einen **Antibiotikaausweis** entwickelt, der dem Arzt und dem Patienten einen guten Überblick über bisherige Antibiotikabehandlungen, Infektionen, Erreger und Resistenzen gibt. Den Antibiotkausweis können Sie unter www.medilys.com herunterladen.

ABS – Maßnahmen zur Eindämmung der Resistenzentwicklung

„Antibiotic Stewardship" (ABS) steht für ein Bündel von Maßnahmen zur Verbesserung der Qualität der Antibiotikaverordnungen. Strukturierte ABS-Aktivitäten sind sowohl im stationären Bereich als auch im ambulanten

Bereich notwendig, um die Resistenzentwicklung als globale Herausforderung bewältigen zu können.

Dazu gehören z. b.

- die strenge Indikationsstellung für eine Antibiotikatherapie auf der Basis von Leitlinien
- die gezielte Auswahl des Präparats
- die korrekte Dosierung und die Anwendungsdauer des Antibiotikums
- die Festlegung der Indikation zu einer Antibiotikaprophylaxe

Mit strukturierten Therapiekonzepten auf der Basis von Leitlinien der Fachgesellschaften kann die Resistenzentwicklung im Zusammenhang mit dem reduzierten Verbrauch und damit auch verminderten Kosten günstig beeinflusst werden.

Die Deutsche Gesellschaft für Infektiologie hat in Zusammenarbeit mit anderen Fachgesellschaften die S3-Leitlinie „Strategien zur Sicherung rationaler Antibiotika-Anwendung im Krankenhaus" erarbeitet. Sie beschreibt die Koordinierung diverser Maßnahmen mit dem Ziel der Optimierung der Antibiotikaverordnungen.

Die Kommission ART (Antiinfektiva, Resistenz und Therapie) hat im Mai 2020 das Positionspapier „Strukturelle und personelle Voraussetzungen für die Sicherung einer rationalen Antiinfektivaverordnung in Krankenhäusern" veröffentlicht. Hier werden die erforderlichen Voraussetzungen insbesondere für die personelle Ausstattung in Krankenhäusern dargestellt, um die Ziele von ABS erreichen zu können. ABS-Teams arbeiten interdisziplinär. Die ABS-Beauftragten Ärzte berücksichtigen die speziellen Belange ihrer Abteilung.

In Krankenhäusern sind interdisziplinäre infektiologische Visiten, insbesondere auf Intensivstationen wichtig. Es gibt in den Asklepios Kliniken gute Erfahrungen mit gemeinsamen Visiten an denen Mikrobiologen, Infektiologen, Hygieniker und Apotheker teilnehmen, die Kliniker auf den Stationen auf der Basis der eigenen, lokalen Antibiotikaleitlinien beraten. Im ABS-Team können die Strategien für die Therapie im Haus festgelegt werden. Eine wichtige Entscheidung ist, Antibiotika *nicht* zu verordnen.

In der ambulanten Patientenversorgung sind Antibiotika-Therapieempfehlungen für den niedergelassenen Arzt, infektiologische Fortbildungsveranstaltungen und (lokale) Netzwerke eine gute Informationsquelle. Die Kassenärztliche Bundesvereinigung gibt Informationsmaterial für Niedergelassene und Patienten – auch in Fremdsprachen heraus.

Denn neben einem infektiologisch qualifizierten behandelnden Arzt ist auch die Compliance des Patienten ein wichtiger Faktor in der qualitätsgesicherten Antibiotikatherapie. Wir müssen den Patienten deshalb durch Aufklärung und Information ebenfalls einbinden.

Antibiotika-Führerschein

Zur Unterstützung der behandelnden Ärzte für die rationale Antibiotikatherapie, die Detailkenntnisse auf dem aktuellen Stand der Wissenschaft über Erreger, ihre Resistenzentwicklung und antiinfektive Wirkstoffe voraussetzt, hat MEDILYS in Kooperation mit der Asklepios Ärzteakademie einen Antibiotika-Führerschein entwickelt, der aus E-Learning-Modulen besteht. Er bietet allen Ärzten, Apothekern und Assistenzpersonal in kurzen übersichtlichen Kapiteln aktuelle Informationen zu infektiologisch wichtigen Themen und trägt somit zur verantwortlichen Verordnung von Antibiotika bei.

Mit der Beantwortung von Fragen kann ein Modul erfolgreich abgeschlossen werden, und der Teilnehmer kann sich eine entsprechende Bescheinigung ausdrucken.

Nach der Absolvierung von 10 Fortbildungen wird der Asklepios Antibiotika-Führerschein ausgestellt.

Mitarbeitende der Asklepios Kliniken können sich über ASKnow https://asknow.asklepios.com/ für den Antibiotika-Führerschein anmelden. Probleme und Rückfragen an: aerzteakademie@asklepios.com

Die Teilnahme ist für Mitarbeitende der Asklepios Kliniken kostenlos. Auch Mitarbeitende medizinischer Einrichtungen, die nicht in den Asklepios Kliniken tätig sind, können sich (kostenpflichtig) für den Antibiotika-Führerschein unter aerzteakademie@asklepios.com anmelden.

1 Infektion der Atemwege

1.1 Infektexazerbation bei COPD

Ca. 50% der Exazerbationen einer COPD werden durch Infektionserreger ausgelöst, überwiegend durch respiratorische Viren. Die häufigsten bakteriellen Erreger sind *H. influenzae*, *S. pneumoniae* und *M. catarrhalis*. Seltener sind Enterobacteriacaeae und *P. aeruginosa*.

Die Therapie der Exazerbation sollte zusätzlich auch immer Bronchodilatoren, Kortikosteroide (z.B. 40 mg Prednisolon) für 5 Tage und Atemtherapie über die Physiotherapie beeinhalten.

Sichere Indikationen für eine Antibiotikatherapie bei Infektexazerbation

Patienten mit einer Infektexazerbation einer bekannten mittelschweren oder schweren COPD mit vermehrter Dyspnoe/Husten, erhöhter Sputummenge und oder Sputumverfärbung (Typ I nach Anthonisen) sollten kalkuliert antibiotisch behandelt werden. Zusätzliche Parameter sind Fieber und CRP.

Mögliche Indikationen

- Häufig-Exazerbierer (> 2 Exazerbationen pro Jahr), hier ggf. auch mikrobiologische Sputumuntersuchung. Voraussetzung: Transport und Verarbeitung innerhalb von 2–4 h
- Infektexazerbation bei schwerer kardialer Komorbidität
- Exazerbation bei schwerer COPD (s. Abb. 1)

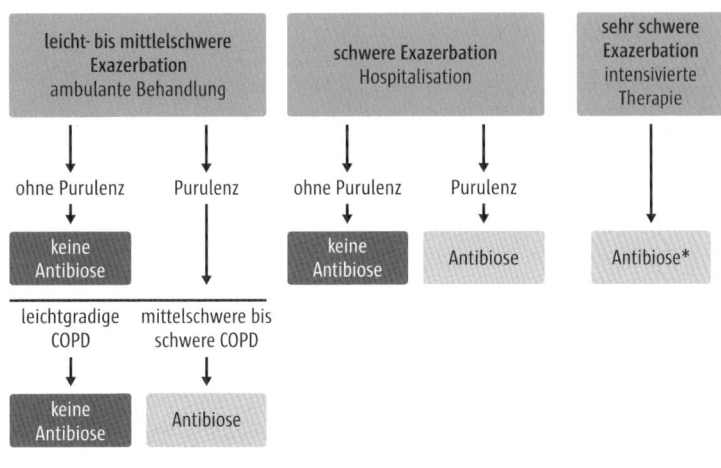

* ohne Purulenz individuelle Entscheidung

Abb. 1 Indikation für eine Antibiotikatherapie bei Infektexazerbation

Infektexazerbation bei COPD		
Diagnose	**Häufige Erreger**	**Kalkulierte Therapie**
akute Exazerbation einer chronischen Bronchitis (ohne Risikofaktoren für Pseudomonas-Infektion)	H. influenzae S. pneumoniae M. catarrhalis Viren	Amoxicillin/Clavulansäure generell 3 x 875/125 über 7 Tage *oder* Ampicillin/Sulbactam 3 x 3 g i.v. über 7 Tage *bei Penicillinallergie:* Moxifloxacin (nur wenn keine gleich gute Alternative vorliegt [Rote Hand Brief]) 1 x 400 mg p.o. über 5 Tage *oder* Clarithromycin 2 x 500 mg p.o. über 7 Tage
akute Exazerbation mit Risikofaktoren für Pseudomonas-Infektion (COPD GOLD IV, Bronchiektasen, Mukoviszidose, Malnutrition, Breitbandantibiotikatherapie im vorangegangenen Monat, Glukokortikoidtherapie > 10 mg Prednisolon tägl., stationäre Behandlung im vorangegangenen Monat)	wie oben, zusätzlich: gramnegative Stäbchen einschließlich Pseudomonas	Piperacillin/Tazobactam 4 x 4,5 g i.v. über 8 Tage *oder* Ceftazidim 3 x 2 g i.v. (+ pneumokokkenwirksames Antibiotikum, z.B. Amoxicillin 3 x 1 g p.o.) *oder* Meropenem 3 x 1 g i.v.

1.2 Ambulant erworbene Pneumonie

Die initiale kalkulierte Therapie der ambulant erworbenen Pneumonie (CAP) erfolgt nach einer dreistufigen Risikoeinschätzung:

- leichte Pneumonie (Sauerstoffsättigung > 90%, keine dekompensierte Komorbidität; ambulante Therapie möglich)
- mittelschwere Pneumonie: weder leicht noch schwer
- schwere Pneumonie: akute respiratorische Insuffizienz und/oder Schock und/oder dekompensierte Komorbidität

In der Primärdiagnostik sollte neben den Vitalparametern, der Atemfrequenz, der Sauerstoffsättigung, der Laborroutine und bei einer stationären Aufnahme ein Röntgen-Thorax durchgeführt und zusätzlich im Urin das Legionellen-Antigen bestimmt werden!

Zeichen der klinischen Stabilität	
Herzfrequenz	≤ 100/min
Atemfrequenz	≤ 24/min
systolischer Blutdruck	≥ 90 mmHg
Körpertemperatur	≤ 37,8 °C
gesicherte Nahrungsaufnahme	oral oder sichere Zugänge
Bewusstseinszustand	normal bzw. Wiedererreichen des vorbestehenden Zustands bei ZNS-Erkrankungen
keine Hypoxämie	pO_2 ≥ 60 mmHg bzw. SaO_2 ≥ 90% unter Raumluft bzw. (bei Patienten mit Sauerstoffpflichtigkeit) unter Sauerstoffgabe

Ambulant erworbene Pneumonie			
Schweregrad	Häufige Erreger	Kalkulierte Primärtherapie	Alternativtherapie
leichte Pneumonie ohne Komorbiditäten (orale Therapie und ambulante Versorgung)	S. pneumoniae, H. influenzae, Viren *bei Alter < 60 Jahren:* M. pneumoniae *selten (< 5%):* Legionella spp., Chlamydophila spp. und im Sommer Coxiella burnetii	Amoxicillin 3 x 1 g p.o. *oder* Clarithromycin 2 x 500 mg p.o. über 5 Tage	Doxycyclin 1 x 200 mg p.o. über 5 Tage

Ambulant erworbene Pneumonie

Schweregrad	Häufige Erreger	Kalkulierte Primärtherapie	Alternativtherapie
leichte Pneumonie mit Komorbiditäten (orale Therapie)	wie oben zusätzlich: *zusätzlich bei chron. Herzinsuff.* z.b. Enterobakterien *bei ZNS Erkrankungen* z.b. S. aureus, Enterobakterien, Anaerobier *bei schweren COPD* P. aeruginosa	Amoxicillin/ Clavulansäure 3 x 875/125 mg p.o. über 5 Tage	Moxifloxacin 1 x 400 mg p.o. (Cave QT-Zeit-Verlängerungen) über 5 Tage
	bei Bettlägerigkeit bzw. PEG-Sonde z.b. S. aureus, Enterobakterien, P. aeruginosa	bei Risiko für Pseudomonas aeruginosa (z.b. Bronchiektasen/ schwere COPD) ggf. Kombination mit Ciprofloxacin 2 x 750 mg p.o. (Cave Ciprofloxacin keine Pneumokokken-wirksamkeit!)	
mittelschwere Pneumonie	wie oben zusätzlich: *zusätzlich* S. aureus, Enterobakterien, P. aeruginosa	Amoxicillin-Clavulansäure 3 x 875/125 mg p.o. *oder* Ampicillin/Sulbactam 3–4 x 3 g i.v. jeweils über 5-7 Tage *ggf.* + Clarithromycin 2 x 500 mg p.o. über 3 Tage	*alternativ:* Moxifloxacin 1 x 400 mg p.o. über 5-7 Tage
schwere Pneumonie (immer i.v.-Therapie)	breiteres Erreger-spektrum als bei leichter Pneumonie, nur sehr selten Mykoplasmen und Chlamydien	Piperacillin/ Tazobactam 3–4 x 4,5 g i.v. über 5-7 Tage *ggf.* + Clarithromycin 2 x 500 mg p.o. über 3 Tage	Ceftriaxon, initial 4 g i.v., danach 1 x 2 g i.v. *ggf.* + Clarithromycin 2 x 500 mg p.o. über 3 Tage *oder* Moxifloxacin 1 x 400 mg jeweils über 5–7 Tage

1.3 Nosokomiale Pneumonie

Frühzeitiger Beginn der Therapie, anfangs mit breiter Wirksamkeit, im Verlauf dann Re-Evaluierung und Deeskalation nach klinischem Verlauf und Erregerspektrum.

Nosokomiale Pneumonie

Diagnose	Häufige Erreger	Kalkulierte Therapie
nosokomiale Pneumonie ohne erhöhtes Risiko für multiresistente Erreger	Enterobakterien P. aeruginosa S. aureus selten Legionellen	Ampicillin/Sulbactam 3–4 x 3 g i.v. oder Ceftriaxon initial 4 g i.v., danach 1 x 2 g i.v. (nicht bei Pseudomonas-Verdacht) oder Moxifloxacin 1 x 400 mg p.o. oder i.v. über 7–10 Tage
nosokomiale Pneumonie mit erhöhtem Risiko für multiresistente Erreger	zusätzlich MRSA, ESBL-bildende Enterobacteriaceae, P. aeruginosa	z.B. Piperacillin/Tazobactam 3–4 x 4,5 g *oder* Meropenem 3 x 1 g i.v. *oder* Ceftazidim 3 x 2 g i.v. (bei hochgradiger V.a. P. aeruginosa-Infektion) *jeweils ggf.* + Clarithromycin p.o. mit initialer i.v. Applikation 2 x 500 mg /Tag bei MRSA-Verdacht plus Vancomycin 2 x 1 g i.v. *oder* Linezolid 2 x 600 mg i.v. über 7–10 Tage
Aspirationspneumonie	Anaerobier Enterobakterien Streptokokken	Ampicillin/Sulbactam 3 x 3 g i.v. *oder* Clindamycin 3 x 600 mg p.o. oder i.v. + Ceftriaxon 1 x 2 g i.v. *oder* Moxifloxacin 1 x 400 mg p.o. oder i.v. über 10–14 Tage
Lungenabszess	S. aureus Enterobakterien β-hämolysierende Streptokokken der Gruppe A P. aeruginosa Anaerobier *Cave:* Tuberkulose!	Ampicillin/Sulbactam 3 x 3 g i.v. *oder* Clindamycin 3 x 600 mg p.o. oder i.v. + Ceftriaxon 1 x 2 g i.v. *oder* Moxifloxacin 1 x 400 mg p.o. oder i.v. jeweils über 10-14 Tage

Nosokomiale Pneumonie		
Diagnose	Häufige Erreger	Kalkulierte Therapie
Pleuraempyem Indikation für Drainage/OP prüfen	S. aureus Enterobakterien Anaerobier S. pneumoniae Streptokokken *Seltener:* Legionellen *Cave:* Tuberkulose!	Ampicillin/Sulbactam 3 x 3 g i.v. *oder* Clindamycin 3 x 600 mg p.o. oder i.v. + Ceftriaxon 1 x 2 g i.v. *oder* Moxifloxacin 1 x 400 mg p.o. jeweils über 10–14 Tage

modifiziert nach S3 Leitlinie Nosokomiale Pneumonie 2016

1.4 Legionellen-Pneumonie

- Diagnostik: Bestimmung des Legionellen-Antigens im Urin (bei Nachweis ggf Typisierung mittels BAL erwägen)
- Meldepflichtige Erkrankung!

Legionellen-Pneumonie		
Diagnose	Häufige Erreger	Kalkulierte Therapie
Legionellen-Pneumonie	Legionella pneumophilia	1. Wahl Moxifloxacin 1 x 400 mg alternativ bei milden Verläufen: Clarithromycin 2 x 500 mg jeweils über 7-10 Tage

1.5 Pulmonale Tuberkulose beim Erwachsenen

- Infektion mit Mycobacterium tuberculosis
- Diagnostik: Erregernachweis mikroskopisch, kulturell und molekularbiologisch
- Initiale Vierfachtherapie (Einnahme morgens nüchtern) für 2 Monate
  - Isoniazid (INH), Rifampicin, Pyrazinamid, Ethambutol
- Kontinuitätsphase Zweifachtherapie für 4 Monate
  - Isoniazid (INH), Rifampicin
- Gesamttherapiedauer 6 Monate, Dosismodifikation bei Leber und Niereninsuffizienz

Substanz	Dosis* (mg/kg KG)	Dosisbereich (mg/kg KG)	Minimal- und Maximaldosis (mg)	Dosis bei 70 kg Körpergewicht
Isoniazid (INH)	5	4–6	200/300	300
Rifampicin (RMP)	10	8–12***	450/600***	600
Pyrazinamid (PZA)	25	20–30	1.500/2.500	1.750
Ethambutol (EMB)	15**	15–20	800/1.600	1.200

* Dosisanpassung bei steigendem Körpergewicht im Heilungsverlauf beachten!

** Die optimale Dosis ist nicht bekannt, jedoch sind okuläre unerwünschte Wirkungen in dieser Dosierung deutlich seltener als bei höherer Dosis.

*** Höhere Dosen werden geprüft.

Zu weiteren Details u. a. bezüglich der wirkstoffspezifischen Nebenwirkungen siehe Kapitel 15.4 auf S. 84.

2 Harnwegsinfekte

Die Therapie der HWI ist durch zunehmende Resistenzen schwieriger geworden. Daher sollte heute grundsätzlich vor Einleitung einer AB-Therapie eine Urinkultur veranlasst werden. Bei Rezidiven ist eine längere Therapie erforderlich.

2.1 Asymptomatische Bakteriurie

Unter einer asymptomatischen Bakteriurie versteht man allgemein das Vorhandensein von $\geq 10^5$ Erregern/ml in Urinproben von Patienten, die keine Symptome einer Harnwegsinfektion haben. Eine asymptomatische Bakteriurie liegt vor, wenn bei Frauen ohne Symptome aus zwei konsekutiven Urinproben der gleiche Erreger, bei asymptomatischen Männern in einer Urinprobe ein Erreger mit einer Keimzahl von $\geq 10^5$ nachgewiesen wird. Bei Männern und Frauen ohne Symptome liegt eine asymptomatische Bakteriurie zudem vor, wenn in einem Katheterurin ein Erreger mit einer Keimzahl von $>10^2$ nachgewiesen wird.

Eine asymptomatische Bakteriurie sollte i.d.R. nicht antibiotisch behandelt werden. Ausnahmen bilden lediglich Schleimhaut-traumatisierende urologische Eingriffe sowie bestimmte Risikokonstellationen in der Schwangerschaft, z.B. Z.n. Frühgeburt oder später Fehlgeburt. Wegen fehlender Symptomatik ist in diesen Fällen eine Kontrolle 2–3 Tage nach Therapieende erforderlich.

2.2 Unkomplizierte Harnwegsinfekte

Infektionen in einem anatomisch und neurologisch unauffälligen Harntrakt.

Unkomplizierte Harnwegsinfekte		
Diagnose	Häufige Erreger	Kalkulierte Therapie
akute untere Harnwegs-infektion/akute unkomplizier-te Zystitis chronisch rezidivierende (Neu)Infektion der Harnwege	E. coli Klebsiella Proteus spp. Enterokokken S. saprophyticus	Pivmecillinam 3 x 400 mg p.o. über 3 Tage Fosfomycin-Trometamol 8 g Granulat p.o. als Einmalgabe (entspricht 3 g Fosfomycin) Nitrofurantoin retard 2 x 100 mg p.o. über 5 Tage (kontraindiziert bei GFR < 50 ml/min)

2.3 Komplizierte Harnwegsinfekte

Kompliziert ist ein Harnwegsinfekt bei gleichzeitig bestehender metabolischer Erkrankung, funktioneller/anatomischer Anomalie des Harntraktes oder ein Harnwegsinfekt mit resistenten Erregern.

Bei symptomatischen katheterassoziierten HWI ist die Entfernung bzw. der Wechsel des Katheters indiziert.

Bei komplizierten Harnwegsinfekten stets Erregernachweis anstreben und Kontrollen 2–3 Tage nach Therapiebeginn durchführen, um persistierende Bakteriurien unter laufender Therapie zu erfassen. **Bei Nachweis entsprechender Empfindlichkeit sollten ß-Lactame wie z.B. Amoxicillin bevorzugt eingesetzt werden. Bei Rezidiven ist eine längere Therapie erforderlich.**

2

Komplizierte Harnwegsinfekte		
Diagnose	**Häufige Erreger**	**Kalkulierte Therapie (Cave: Resistenzen!)**
unterer Harnwegs-infekt des Mannes	E. coli, Klebsiella spp., Proteus spp. Enterobacter spp.	Ceftriaxon 1 x 2 g i.v. 3–5 Tage (initial 4 g) *oder* Ciprofloxacin 2 x 500 mg p.o. über 5 Tage
akute Pyelonephritis	andere Enterobakterien P. aeruginosa, Enterokokken, Staphylokokken	Ceftriaxon 1 x 2 g i.v. 3–5 Tage (initial 4 g) *oder* Ciprofloxacin 2 x 500 mg p.o. über 5 Tage
chronische Pyelonephritis		gezielte antibiotische Therapie bis 3–5 Tage nach Entfieberung
nosokomialer Harnwegsinfekt incl. katheterassoziiert (symptomatisch)		je nach Schweregrad Ciprofloxacin 2 x 500 mg p.o. *oder* Piperacillin/Tazobactam 3 x 4,5 g i.v. *oder* Ceftazidim 3 x 2 g i.v. jeweils über 5 Tage
Urosepsis *Diagnostik:* unverzüglicher Ausschluss einer obstruktiven Uropathie!	E. coli andere Enterobakterien (Enterokokken)	Ceftriaxon 1 x 2 g (initial 4 g) i.v. *oder* Piperacillin/Tazobactam 4 x 4,5 g i.v. *oder* Meropenem 3 x 1–2 g i.v. ggf. Kombinationstherapie mit: Ciprofloxacin 3 x 400 mg i.v. *oder* Gentamicin 1 x 5–7 mg/kg KG i.v.
akute Prostatitis	E. coli andere Enterobakterien Pseudomonaden Enterokokken Gonokokken, C. trachomatis, (Staphylokokken)	Ciprofloxacin 2 x 500 mg p.o. über 2–4 Wochen *oder* Piperacillin/Tazobactam 3 x 4,5 g i.v. über 2–4 Wochen
Epididymitis je nach vermutetem Erreger	Chlamydien (junge Patienten)	Doxycyclin 2 x 100 mg p.o. über 3 Wochen
	Gonokokken	Ceftriaxon 1 x 2 g i.v. *einmalig*, + Azithromycin 1 x 1.500 mg p.o. einmalig
	Enterobakterien (besonders E. coli)	Ciprofloxacin 2 x 500 mg p.o. über 4 Wochen

Komplizierte Harnwegsinfekte		
Diagnose	Häufige Erreger	Kalkulierte Therapie (Cave: Resistenzen!)
Urethritis	s.a. Zystitis zusätzlich C. trachomatis Gonokokken Ureaplasmen Erregernachweis!	je nach vermutetem Erreger, z.B. Makrolid/Doxycyclin/Ciprofloxacin (2 Wochen) bei Gonorrhoe Einmalgabe (s. Epididymitis)

2.4 Infektionen in Schwangerschaft und Stillzeit[1]

Diagnose	Häufige Erreger	Kalkulierte Therapie
Harnwegsinfekt	E. coli Enterokokken	Fosfomycin-Trometamol einmalig 3 g p.o. *oder* Pivmecillinam 3 x 400 mg p.o. über 3 Tage
Pyelonephritis/ obstruktive Uropathie	E. coli (Enterokokken)	Ceftriaxon 1 x 2 g i.v., *initial* 1 x 4 g i.v. *SEQ:* Cefpodoxim 2x 200 mg p.o. über 14 Tage *bei obstr. Uropathie* Harnableitung

[1] bei ansonsten gesunden Frauen (ohne Risikofaktoren)

3 Abdominelle Infektionen

Peritonitis

Klinik	Häufige Erreger	Kalkulierte Therapie
primäre Peritonitis bzw. spontan-bakterielle Peritonitis (SBP) bei Leberzirrhose[1]	E. coli Klebsiellen Enterokokken bei Kindern v.a. Streptokokken	Ceftriaxon 1 x 2 g, initial 1 x 4 g i.v. über 7 Tage *Cave:* Enterokokkenlücke bei Cephalosporinen, daher bei Nachweis z.B. Ampicillin
sekundäre Peritonitis	Enterobakterien* Enterokokken Anaerobier (meist Mischinfektionen)	Meropenem 3 x 1–2 g i.v. *oder* Piperacillin/Tazobactam 3–4 x 4,5 g i.v. Therapiedauer entsprechend der Klinik
Peritonitis bei CAPD (Kontinuierliche ambulante Peritonealdialyse)	Staphylokokken E. coli Enterokokken P. aeruginosa	Vancomycin > 40 kg 2 g i.p. mittels Beutelwechsels < 40 kg 1 g i.p. mittels Beutelwechsels 10–14 Tage *Mindestverweildauer des Vancomycin-haltigen Beutels:* 4 h keine weitere Gabe bis Tag 5, am Tag 5 Vancomycin-Spiegel, weitere Gabe nach Spiegel + Ceftazidim *initial* 500 mg/l i.p., Erhaltungsdosis 125 mg/l i.p. *bei E. coli:* systemische Ther., z.B. Ceftriaxon 1 x 2 g, initial 1 x 4 g i.v. ggf. + Ciprofloxacin 2 x 750 mg p.o. *oder* Ciprofloxacin 3 x 400 mg i.v.

* Enterobakterien: E. coli, K. pneumoniae, Enterobacter spp., Serratia spp., Proteus spp.

[1] Prophylaxe z.B. bei GI-Blutung bei dekompensierter Leberzirrhose mit Ceftriaxon 1 x 2 g i.v.

Abdominelle Infektionen

Klinik	Häufige Erreger	Kalkulierte Therapie
Cholangitis, Cholecystitis	Enterokokken E. coli andere Enterobakterien Streptokokken Anaerobier	Piperacillin/Tazobactam 3–4 x 4,5 g i.v. (SEQ: Moxifloxacin 1 x 400 mg p.o.), 3–5 Tage nach Entfieberung.
Akute Pankreatitis	i.d.R. abakteriell	keine Antibiotika bei leichtem Verlauf
schwere/ sekundäre/ nekrotisierende Pankreatitis	Enterobakterien Enterokokken Anaerobier (meist Mischinfektionen)	Meropenem 3 x 1–2 g i.v. *oder* Piperacillin/Tazobactam 3–4 x 4,5 g i.v. *bei Enterokokkennachweis:* z.B. Ampicillin *Dauer der AB-Therapie* entsprechend der Klinik
Helicobacter-Infektionen	Helicobacter pylori	**Erstlinientherapie** Bismut-Kalium-Salz 4 x 140 mg p.o. + Tetracyclin 4 x 125 mg p.o. + Metronidazol 4 x 125 mg p.o. + PPI 2 x tgl., p.o. über 10 Tage **Zweitlinientherapie (nach Resistenztestung)** *Französisch:* Clarithromycin 2 x 500 mg p.o. + Amoxicillin 2 x 1.000 mg p.o. + PPI 2 x tgl., p.o. über 7–14 Tage *Italienisch:* Clarithromycin 2 x 500 mg p.o. + Metronidazol 2 x 400 mg p.o. + PPI 2 x tgl., p.o. über 7–14 Tage
Pseudo-membranöse Enterokolitis	C. difficile (ggf. melde-pflichtig!)	Vancomycin 4 x 125 mg p.o. über 10 Tage *Bei Rezidiven* Über 6–12 Wochen ausschleichende Vancomycingabe: 4 x 125 mg/d über 10–14 Tage (Standardtherapie) 2 x 125 mg/d über 7 Tage 1 x 125 mg/d über 7 Tage 1 x 125 mg/d jeden 2.–3. Tag über 2–8 Wochen *oder* Fidaxomicin 2 x 200 mg p.o. (sehr teuer)
Divertikulitis	Enterobakterien	Ceftriaxon 1 x 2 g i.v., initial 1 x 4 g i.v. + Metronidazol 3 x 500 mg i.v. 7–10 Tage

4 Chirurgische Infektionen

4.1 Postoperative Wundinfektion

Klinik	Häufige Erreger	Kalkulierte Therapie
tiefe postoperative Wundinfektion	S. aureus	Amoxicillin/Clavulansäure 3 x 875/125 mg p.o. *oder* Cefazolin 3 x 2 g i.v. *(SEQ:* Amoxicillin/Clavulansäure 3 x 875/125 mg p.o.) über 5–7 Tage

4.2 Weichgewebeinfektionen

Klinik	Häufige Erreger	Kalkulierte Therapie
Erysipel	β-hämolysierende Streptokokken der Gruppe A	*bei schwerer Form:* Penicillin G 3 x 10 Mega i.v. Therapiedauer mindestens 7–10 Tage bzw. 1–2 Tage über den Rückgang der klinischen Symptomatik und Entzündungsparameter hinaus *bei leichterer Form und als SEQ (24 h nach Entfieberung):* Penicillin V 4 x 1,5 Mega p.o. über 7–14 Tage *bei Penicillin-Allergie:* Clindamycin 3 x 600 mg i.v. + SEQ p.o. über 7–10 Tage

Klinik	Häufige Erreger	Kalkulierte Therapie
Phlegmone, Abszess, Panaritium	S. aureus Streptokokken Erregernachweis!	Amoxicillin/Clavulansäure 3 x 875/125 mg p.o. *oder* Cefazolin 3 x 2 g i.v. (*SEQ:* Amoxicillin/Clavulansäure 3 x 875/125 mg p.o.) chirurgische Intervention! Therapiedauer: 7 Tage
Abszess (kompliziert, nicht alleine staphylogen)	V.a. Anaerobier und/oder gramnegative Erreger	Amoxicillin/Clavulansäure 3 x 875/125 mg p.o. *oder* Piperacillin/Tazobactam 3–4 x 4,5 g chirurgische Intervention!
Tierbisse	Pasteurellen, Capnocytophaga, Streptokokken, Staphylokokken, Anaerobier	Amoxicillin/Clavulansäure 3 x 875/125 mg p.o. *oder* Moxifloxacin 1 x 400 mg p.o. Therapiedauer 5–10 Tage
infizierte Gangrän (Decubitus, diabetischer Fuß)	*Mischinfektion:* S. aureus Streptokokken Anaerobier Enterobakterien Pseudomonas Erregernachweis!	Ampicillin/Sulbactam 3 x 3 g i.v. *oder* Moxifloxacin 1 x 400 mg p.o. *oder* Meropenem 3 x 1 g i.v. (bei MRSA: Vancomycin) Therapiedauer 7–14 Tage, bei Knochenbeteiligung ggf. länger
nekrotisierende Fasziitis und andere schwere Weichgewebeinfektionen	Streptokokken S. aureus Clostridien	großzügig chirurgische Intervention + Ampicillin/Sulbactam 3 x 3 g i.v. *oder* Meropenem 3 x 1–2 g i.v. *jeweils* + Clindamycin 3 x 600 mg i.v.

4.3 Knocheninfektionen

Vor empirischer Antibiotikagabe nach Möglichkeit Kulturmaterial gewinnen (Blutkulturen, Punktate und Biopsien sind dabei aussagekräftiger als Abstriche!) und nachfolgend die kalkulierte Therapie an den Erregernachweis anpassen. Chirurgische Interventionen sind neben der Antibiotikatherapie bei verschiedenen Knocheninfektionen entscheidend für den Behandlungserfolg. Die Antibiotikatherapie bei Knocheninfektionen sollte als i.v.-Therapie eingeleitet werden und je nach Infektion und Antibiotikatherapie frühestens nach 10–14 Tagen auf orale Sequenztherapie umgestellt werden. Ein infektiologisches Konsil bzw. eine Abstimmung im ABS-Team ist bei komplexen therapeutischen Fragestellungen anzustreben.

Klinik	Häufige Erreger	Kalkulierte Therapie
hämatogene Osteomyelitis/ Spondylodiszitis	meist Monoinfektionen: S. aureus, Streptokokken, seltener Enterobakterien	Ampicillin/Sulbactam 3 x 3 g i.v. (+/– Vancomycin nach KG (Spiegelbestimmung!) bei septischen Pat., MRSA/MRSE in der Vorgeschichte)[1] (SEQ: Moxifloxacin 1 x 400 mg p.o. oder Cotrimoxazol 3 x 960 mg) Therapiedauer mindestens 6 Wochen, davon 2 Wochen parenteral (bei einliegendem Fremdmaterial bis zu 12 Wochen)
posttraumatische/ postoperative Osteomyelitis	Staphylokokken, Streptokokken, Enterokokken, Enterobakterien, P. aeruginosa, Anaerobier, häufig Mischinfektionen	Ampicillin/Sulbactam 3 x 3 g i.v. (+/– Vancomycin nach KG (Spiegelbestimmung!) bei septischen Pat., MRSA/MRSE in der Vorgeschichte)[1] bei III° offener Fraktur in der Vorgeschichte Piperacillin/Tazobactam 3–4 x 4,5 g i.v. (SEQ: Moxifloxacin 1 x 400 mg p.o. oder Cotrimoxazol 3 x 960 mg) Therapiedauer mindestens 6 Wochen, davon 2 Wochen parenteral (bei einliegendem Fremdmaterial bis zu 12 Wochen)
infektiöse Arthritis	S. aureus Streptokokken, Enterokokken, Anaerobier	Ampicillin/Sulbactam 3 x 3 g i.v. (+/– Vancomycin nach KG (Spiegelbestimmung!) bei septischen Pat., MRSA/MRSE in der Vorgeschichte)[1] (SEQ: Moxifloxacin 1 x 400 mg p.o. oder Cotrimoxazol 3 x 960 mg) Therapiedauer mindestens 4 Wochen, davon 1–2 Wochen parenteral (bei einliegendem Fremdmaterial bis zu 6 Wochen)
fremdkörper-assoziierte Infektionen	Staphylokokken (häufig koagulase-negative), Streptokokken, Propionibakterien (unbedingt Erregernachweis anstreben!)	Ampicillin/Sulbactam 3 x 3 g i.v. (+/– Vancomycin nach KG (Spiegelbestimmung!) bei septischen Pat., MRSA/MRSE in der Vorgeschichte)[1] (SEQ: Moxifloxacin 1 x 400 mg p.o. oder Cotrimoxazol 3 x 960 mg; jeweils in Kombination mit Rifampicin 2 x 450 mg mg p.o.[2]) Therapiedauer bei Osteosynthesen 6–12 Wochen, davon 2 Wochen parenteral

Klinik	Häufige Erreger	Kalkulierte Therapie
periprothetische Infektionen	Staphylokokken, Streptokokken, Propionibakterien, Cutibakterien (unbedingt Erregernachweis anstreben!)	Ampicillin/Sulbactam 3 x 3 g i.v. (+/– Vancomycin nach KG (Spiegelbestimmung!) bei septischen Pat., MRSA/MRSE in der Vorgeschichte)[1] (SEQ: Moxifloxacin 1 x 400 mg p.o. oder Cotrimazol 3 x 960 mg p.o.; ggf. nach Antibiogramm Rifampicin 2 x 450 mg p.o. [2]) bei Penicillinallergie und Nachweis von Cutibakterien Vancomycin nach KG (Spiegelbestimmung!) i.v., SEQ Clindamycin 3 x 600 mg p.o. Therapiedauer 12 Wochen, initial 2 Wochen i.v.

[1] bei Penicillin-Allergie (Anaphylaxie) Vancomycin nach KG (+/– Fosfomycin 3 x 5 g i.v.), bei MSSA Cefazolin 3 x 2 g i.v.

[2] Dosisreduktion auf 2 x 300 mg p.o. bei Alter > 75 Jahre; bei Wechsel des Fremdmaterials erst nach Einsetzen des neuen Materials; Einsatz sobald Wunden trocken sind und nach Drainagenzug

5   Gynäkologische Infektionen

Bei Urogenitalinfektionen der Frau sollte immer die Mitbehandlung des Sexualpartners in Betracht gezogen werden.

Diagnose	Häufige Erreger	Kalkulierte Therapie
Endometritis, Salpingitis, Adnexitis	Neisseria gonorrhoeae Chlamydia trachomatis Anaerobier Enterobakterien Streptokokken < 35 Lj. meist C. trachomatis oder N. gonorrhoeae	Doxycyclin 2 x 100 mg p.o. (initial 1 x 200 mg p.o.) + Metronidazol 3 x 400 mg p.o. über 5–7 Tage *oder* Amoxicillin/Clavulansäure 2 x 875/125 mg p.o. + Doxycyclin 2 x 100 mg p.o. (inital 1 x 200 mg p.o.)
schwere Adnexitis, Tuboovarial-Abszess	Neisseria gonorrhoeae Chlamydia trachomatis Anaerobier Enterobakterien Streptokokken < 35 Lj. meist C. trachomatis oder N. gonorrhoeae	Ceftriaxon 1 x 2 g i.v. (initial 1 x 4 g i.v.) + Doxycyclin 2 x 100 mg i.v. oder p.o. (initial 200 mg i.v./p.o.) + Metronidazol 3 x 500 mg i.v. bis 48 h nach Entfieberung *oder* Doxycyclin 2 x 100 mg p.o. + Metronidazol 3(–4) x 400 mg p.o. über 10–14 Tage

Diagnose	Häufige Erreger	Kalkulierte Therapie
Pelveoperitonitis	Gonokokken Chlamydien Enterobacteriaceae Anaerobier	Ceftriaxon 1 x 2 g i.v., *ggf.* initial 1 x 4 g i.v. + Metronidazol 3 x 500 mg i.v. *ggf.* + Gentamicin 1 x 5–7 mg/kg KG i.v. bis 48 h nach Entfieberung *SEQ:* Doxycyclin 1 x 200 mg p.o. über 10–14 Tage *bei Abszess:* operative Sanierung/Drainage (auch schwere Adnexitis etc.)
Mastitis puerperalis	S. aureus β-hämolysierende Streptokokken	Cefaclor 3 x 0,5–1,0 g p.o. *ggf.* initial Cefazolin 3 x 2 g i.v. *bei Allergie alternativ (nach Antibiogramm):* Clindamycin 4 x 300 mg p.o., *ggf.* initial 3 x 600 mg i.v. über 10–14 Tage *Cave:* Rezidivrisiko bei verkürzter Antibiotikatherapie
vorzeitiger Blasensprung (< 37. SSW, Mutter)	β-hämolysierende Streptokokken E. coli	Ampicillin 3 x 2 g i.v. für zwei Tage *danach* Amoxicillin 4 x 1 g p.o. (fünf Tage) + einmalige Gabe von Azithromycin 1 g p.o. an Tag 1 s.a. AWMF Leitlinie „Prävention und Therapie der Frühgeburt" vom 6.2.2020

6 Bakterielle Meningitis

Bei erwachsenen Patienten mit Verdacht auf eine bakterielle Meningitis ohne neurologische Defizite sollte unmittelbar nach der klinischen Untersuchung die Lumbalpunktion und Einleitung der Antibiotikatherapie erfolgen. Eine Verzögerung der Antibiotikatherapie um mehr als 3 Stunden nach Krankenhausaufnahme muss unbedingt vermieden werden.

Bei schwer bewusstseinsgestörten oder Patienten mit neurologischen Defiziten und ausgeprägter Klinik mit dringendem Verdacht auf eine bakterielle Meningitis soll nach Leitlinie unmittelbar nach Blutentnahme und Blutkulturen Dexamethason i.v. und die Antibiotika gegeben werden.

6.1 Initialtherapie

klinische Situation	Häufige Erreger	Kalkulierte Therapie 1)
bisher gesund, ambulant erworben	S. pneumoniae Neisseria meningitidis Listeria monocytogenes Haemophilus influenzae	Ceftriaxon 2 x 2 g + Ampicillin 6 x 2 g i.v. oder 4 x 4 g i.v. ggf. + Aciclovir 3 x 10 mg/kg KG i.v. Die Therapiedauer ist erregerabhängig.
nosokomial (sekundär) nach neurochirurgischer OP, Schädelhirntrauma *oder* HNO-Fokus	plus S. aureus Enterobakterien Pseudomonas aeruginosa	Meropenem 3 x 2 g i.v. + Vancomycin 2 x 15 mg/kg KG *oder* Ceftazidim 3 x 2 g i.v. + Vancomycin 2 x 15 mg/kg KG

1) zusätzliche Glukokortikoidtherapie kann erwogen werden, z.B. Dexamethason 10 mg i.v. **vor** Antibiotikagabe, danach 10 mg alle 6 h für 4 Tage; die Indikation wird überprüft, sobald der Erreger nachgewiesen ist. Positive Beeinflussung des Verlaufs bei S. pneumoniae nachgewiesen, bei übrigen Erregern absetzen.

6.2 Umgebungsprophylaxe bei Meningitis

Situation	Therapie/Maßnahme
enge Kontaktpersonen zu Patienten mit Meningitis durch N. meningitidis oder Haemophilus influenzae bis 10 Tage nach dem letzten Kontakt mit dem Erkrankten	Ciprofloxacin 1 x 500 mg einmalig p.o. *oder* Rifampicin 2 x 600 mg für 2 Tage *oder bei Schwangerschaft:* Ceftriaxon 1 x 2 g einmalig i.v.

7 Endokarditis

7.1 ESC Guideline 2015

Risikopatienten: Z.n. Klappenersatz (auch Rekonstruktion in den ersten 6 Monaten post-op.), Z.n. Endokarditis, angeborener Herzfehler, Z.n. Herztransplantation.

Die Diagnosestellung erfolgt anhand der modifizierten Kriterien der ESC (2015) auf Basis der modifizierten Duke-Kriterien. Gesicherte Endokarditis nach klinischen Kriterien: Erfüllung von 2 Hauptkriterien, 1 Haupt- und 3 Nebenkriterien oder 5 Nebenkriterien.

Modifizierte Duke Kriterien

Hauptkriterien

- Endokarditis-typische Mikroorganismen in 2 unabhängigen Blutkulturen: z.B. Viridans-Streptokokken, *S. gallolyticus (S. bovis)*, HACEK-Gruppe, *S. aureus* oder ambulant erworbene Enterokokken ohne Nachweis eines primären Fokus (z.b. in den Harnwegen) oder einen Nachweis von *Coxiella burnetii* IgG AK > 1:800 oder der wiederholte Nachweis eines möglichen Endokarditis-Erregers
- Echo: oszillierende Strukturen, Abszess, neu aufgetretene oder verschlechterte Klappeninsuff.
- Weitere Bildgebungskriterien können sein: Herz-CT, zerebrales MRT, PET-CT oder ein Leukozyten-SPECT **oder** der wiederholte Nachweis eines *möglichen* Endokarditis-Erregers (kontinuierliche Bakteriämie), definiert wie folgt:

- 2 BKs, die im Abstand von > 12 h abgenommen wurden
- alle von 3 oder die Mehrzahl von 4 separat voneinander abgenommenen BK (zeitlicher Abstand zwischen der ersten und letzten abgenommenen BK min. 1 Stunde)

Nebenkriterien

- Prädisposition
- Fieber > 38 °C
- vaskuläre Phänomene, z.b. arterielle Embolien, intrakranielle Blutungen, Janeway-Läsionen
- immunologische Phänomene, z.b. Glomerulonephritis, Osler-Knoten, Rheumafaktoren
- positive Blutkulturen ohne Erfüllung eines Hauptkriteriums

Aktuelle Aspekte der Therapie

- Die Behandlung umfasst immer eine langdauernde Antibiotikatherapie, in 50% kombiniert mit einer chirurgischen Therapie
- Die antibiotische Therapie bei Klappenprothesen sollte mindestens 6 Wochen dauern, bei Nativklappeninfektion beträgt die Therapiedauer 2–6 Wochen
- Vancomycin Talspiegel sollte 15–20 µg/ml betragen
- Bei Nativklappeninfektion mit Staphylokokken wird eine Aminoglykosidtherapie nicht mehr empfohlen!
- Im Falle einer Aminoglykosid-Gabe wird auch für die Endokarditis inzwischen die Einmalgabe empfohlen, um die Nephrotoxizität zu reduzieren. Insgesamt wird der Einsatz von Aminoglykosiden in der Therapie der Endokarditis jedoch kritisch diskutiert. Je nach Erreger und Empfindlichkeit sind auch andere Substanzen bzw. Kombinationen in Betracht zu ziehen wie Ceftriaxon, Daptomycin, Cotrimoxazol oder Clindamycin.

Vor Therapiebeginn Blutkulturen (3 Sets innerhalb von 2 h) abnehmen.

7.2 Kalkulierte Therapie

Diagnose	Häufige Erreger	Therapie[1]
ambulant erworbene Endokarditis mit Nativklappe *oder* Kunstklappe > 1 Jahr postop.	z.B. Staphylokokken, Streptokokken	Ampicillin 12 g tägl. i.v. in 4–6 Dosen + Gentamicin 1 x 3 mg/kg KG tägl. als KI i.v. in 1 Dosis + Flucloxacillin 12 g tägl. i.v. in 4–6 Dosen *alternativ* Vancomycin 30 mg/kg KG i.v. in 2 Dosen + Gentamicin 1 x 3 mg/kg KG tägl. als KI i.v.

Diagnose	Häufige Erreger	Therapie[1]
nosokomial erworbene Endokarditis mit Nativklappe	Staphylokokken Streptokokken Enterokokken	Vancomycin 30 mg/kg KG i.v. in 2 Dosen + Gentamicin 1 x 3 mg/kg KG i.v.
Kunstklappen-endokarditis, < 1 Jahr postop.	KNS S. aureus Enterobakterien Enterokokken Streptokokken Pilze	Vancomycin 30 mg/kg KG i.v. in 2 Dosen + Gentamicin 1 x 3 mg/kg KG i.v. ab Tag 3 + Rifampicin 2 x 600 mg p.o. oder i.v., bei >75 Jahre 3 x 300 mg Rifampicin
eitrige Perikarditis	S. aureus S. pneumoniae β-hämolysierende Streptokokken der Gruppe A Enterobakterien	Flucloxacillin 6 x 2 g i.v. + Gentamicin 1 x 3 mg/kg KG i.v. *oder* Vancomycin 30 mg/kg KG i.v. in 2 Dosen + Gentamicin 1 x 3 mg/kg KG i.v.

[1] Therapiedauer 4-6 Wochen, Aminoglykosid max. 2 Wochen
Gentamicin Talspiegel < 1 mg/l; Vancomycin Talspiegel 15-20 mg/l

7.3 Gezielte Therapie

Diagnose	Therapie
orale Streptokokken und S. gallolyticus	**Penicillinempfindliche Stämme (MHK < 0,125 mg/l)** Penicillin G 12-18 Mio E tägl. i.v. in 4-6 Dosen oder kontinuierlich *oder* Ampicillin 3-4 x 2-4 g i.v. *oder* Ceftriaxon 2-4 g tägl. i.v. in 1-2 Dosen über 4 Wochen *Bei relativer Penicillinresistenz (MHK 0,25-2 mg/l)* Penicillin G 24 Mio E tägl. i.v. in 4-6 Dosen oder kontinuierlich *oder* Ampicillin 3-4 x 4 g i.v. *oder* Ceftriaxon 2-4 g tägl. i.v. in 1-2 Dosen, über 4 Wochen *Bei Kombination mit Gentamicin* 1 x 3 mg/kg KG tägl. als KI i.v. über 2 Wochen *Bei Patienten mit β-Laktamallergie* Vancomycin 30 mg/kg KG i.v. in 2 Dosen über 4 Wochen
Nativklappe mit MSSA	Flucloxacillin 12 g tägl. i.v. in 4-6 Dosen über 4-6 Wochen Alternativ: Cotrimoxazol 4-6 x 960 mg i.v. + Clindamycin 4 x 300 mg i.v.
Nativklappe mit MRSA *oder bei* Penicillin-Allergie	Vancomycin 30 mg-60 mg/kg KG pro Tag i.v. in 2-3 Dosen für 4-6 Wochen Alternativ: Daptomycin 10 mg/kg KG i.v. als Einmaldosis

Diagnose	Therapie
Kunstklappe mit MSSA	Flucloxacillin 12 g tägl. i.v. in 4–6 Dosen + Gentamicin 1 x 3 mg/kg KG i.v. (dieses nur über 2 Wochen) ab Tag 3 + Rifampicin 2 x 600 mg p.o. oder i.v., bei >75 Jahre 3 x 300 mg Rifampicin über mind. 6 Wochen
Kunstklappe mit MRSA oder Penicillin-Allergie	Vancomycin 30 mg/kg KG i.v. in 2 Dosen + Gentamicin 1 x 3 mg/kg KG i.v. (dieses nur über 2 Wochen) ab Tag 3 + Rifampicin 2 x 600 mg p.o. oder i.v., bei >75 Jahre 3 x 300 mg Rifampicin über mind. 6 Wochen
ampicillinsensible Enterokokken	Ampicillin 12 g täglich i.v. in 4–6 Dosen + Ceftriaxon 2–4 g/d i.v. in 1–2 Dosen (vor allem bei Vorliegen einer HLAR*) oder Ampicillin 12 g täglich i.v. in 4–6 Dosen (4–6 Wochen) + Gentamicin 1 x 3 mg pro kg KG i.v. (2–6 Wochen) jeweils über 6 Wochen
ampicillinresistente Enterokokken	Vancomycin 30 mg/kg KG i.v. in 2 Dosen + Gentamicin 1 x 3 mg/kg KG i.v. über 6 Wochen

MSSA = S. aureus methicillinempfindlich
MRSA = S. aureus methicillinresistent
*HLAR = High level Aminoglykosidresistenz
Gentamicin Talspiegel < 1 mg/l; Vancomycin Talspiegel 15–20 mg/l

7.4 Endokarditisprophylaxe

Indikation

Eine Prophylaxe mit Antibiotika sollte nur in Betracht gezogen werden bei Patienten mit dem höchsten Risiko.

1. Pat. mit Klappenprothesen (auch TAVI, Rekonstruktionen mit Fremdmaterial)
2. Pat. mit Z.n. Endokarditis
3. Pat. mit angeborenen zyanotischen Vitien sowie bis zu 6 Monate nach Vitienkorrektur

Bei anderen Klappenerkrankungen wird eine Prophylaxe nicht mehr empfohlen.

Durch die American Heart Association wurden die bisherigen Empfehlungen zur Endokarditisprophylaxe radikal infrage gestellt. Diesem kontrovers diskutierten Paradigmenwechsel liegen keine neuen Daten zugrunde, aber erneuerte pathophysiologische Konzepte zur Entstehung einer Endokarditis (kumulative alltägliche Bakteriämien bei schlechter Mundhygiene entscheidender als sporadische Bakteriämien bei medizinischen Eingriffen).

Insbesondere bei Patienten mit degenerativen und rheumatischen Herzklappenfehlern wird aus Kosten-Nutzen-Risiko-Erwägungen eine Endokarditisprophylaxe nicht länger empfohlen. Wir empfehlen eine individuelle Vereinbarung mit den Patienten und verweisen auf die aktuelle Leitlinie der ESC von 2015.

Eingriff	keine antibiotische Prophylaxe
vor zahnmedizinischen Eingriffen, die Manipulation am Zahnfleisch, der periapikalen Zahnregion oder eine Verletzung der oralen Mukosa vorsehen	lokale Anästhetikainjektion in nicht infizierte Bereiche: oberflächliche Karies-Behandlung, Anpassung prothetischer oder kieferorthopädischer Verankerungselemente bzw. Klammern, Nahtentfernung, Traumata der Lippen und oralen Mukosa, physiologischer Milchzahnverlust
vor Biopsieentnahme in einem von Bakterien besiedelten Gebiet (z.B. Dickdarm-Polypenabtragung, transrektale Prostatabiopsie)	diagnostische Bronchoskopie, Laryngoskopie, Gastroskopie, Koloskopie und Zystoskopie ohne Biopsieentnahme, transösophageale Echokardiographie, endotracheale oder transnasale Intubation, vaginale Entbindung und Sectio ceasarea

Bei vorhandener Indikation Gabe von Amoxicillin 1 x 2 g p.o. bzw. bei Penicillinallergie Clindamycin 1 x 600 mg p.o. jeweils 30–60 min vor dem Eingriff.

8 Sepsis

8.1 Staphylococcus aureus Bakteriämie

Staphylococcous aureus ist nach Escherichia coli der zweithäufigste Erreger einer Bakteriämie. Der Nachweis von Staphylococcus aureus in einer Blutkultur ist immer klinisch relevant und darf nicht als Kontamination unterschätzt werden. Die Mortalität ist hoch. Eine Endokarditis sollte ausgeschlossen und weitere Bildgebung geleitet durch Anamnese und Klinik zum Nachweis einer Infektionsquelle und Ausschluss metastatischer Foki durchgeführt werden.

Parallel zur (chirurgischen/interventionellen) Kontrolle einer nachgewiesenen Infektionsquelle sollte eine antibiotische Therapie umgehend eingeleitet werden. Die intravenöse antibiotische Therapie sollte für mindestens 14 Tage erfolgen mit weiteren Blutkulturabnahmen an Tag 3. Sollte in den Kontrollblutkulturen weiterhin S. aureus nachweisbar sein, verlängert sich die Therapiedauer auf mindestens 4–6 Wochen. Rezidive können innerhalb von drei Monaten auftreten. Daher werden Verlaufskontrollen empfohlen (s. Abb. 1).

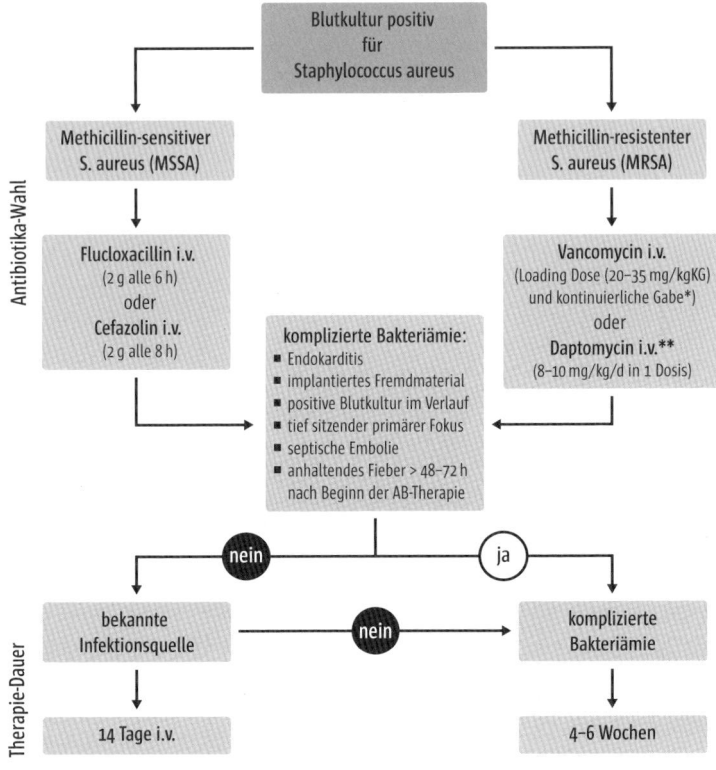

* Serum-Spiegelkontrollen
** Surfactant-Inaktivierung, kein Einsatz bei pulmonalem Fokus

Abb. 1 Antibiotischer Behandlungs-Algorithmus bei S. aureus Bakteriämie (adaptiert nach Kimmig et al. 2021)

8.2   Sepsis

Definition (Dritte internationale Konsensus-Definitionen von Sepsis und septischem Schock ([SEPSIS-3]) (Adaption der Surviving Sepsis Campaign Empfehlungen, 2021)

„Eine Sepsis ist eine lebensbedrohliche Organ-Dysfunktion, die durch eine dysregulierte Wirtsantwort auf eine Infektion hervorgerufen wird" (Singer et al. 2016).

„Ein septischer Schock ist eine Teilmenge der Sepsis, in der (zusätzlich) grundlegende zirkulatorische und zellulär metabolische Veränderungen auftreten, die so schwerwiegend sind, dass sie die Mortalität erheblich erhöhen" (Singer 2016).

Symptome einer Sepsis sind unspezifisch und können andere nicht-infektiöse Erkrankungen vortäuschen. Es gibt keinen Gold-Standard Test, der zur Diagnose einer Sepsis führt. Im Falle einer nicht-nachgewiesenen Infektion wird eine kontinuierliche Reevaluation empfohlen.

Initiale empirische antibiotische Therapie

Erst-Einschätzung/mikrobiologische Untersuchung

Der Einleitung einer antibiotischen Therapie sollte eine zeitlich begrenzte (s. u.) Ersteinschätzung (Anamnese, klinische Untersuchung, Labor (insbes. Laktat), Bildgebung soweit realisierbar) vorausgehen.

Wann immer möglich sollten vor Einleitung einer antibiotischen Therapie mindestens zwei Paar Blutkulturen (jeweils aerob und anaerob) und Material von der vermuteten Infektionsquelle gewonnen werden.

Die Therapie-Einleitung erfolgt nach klinischer Einschätzung **unabhängig** von Biomarkern (Procalcitonin).

Zeitpunkt

Eine empirische antibiotische Therapie sollte so bald als möglich eingeleitet werden.

- *Innerhalb einer Stunde*: Bei möglichem septischen Schock oder hoher Wahrscheinlichkeit für eine Sepsis.
- *Innerhalb von drei Stunden*: Bei möglicher Sepsis ohne Schock.
- *Abwarten unter engmaschiger Kontrolle*: Bei niedriger Wahrscheinlichkeit für eine Infektion und ohne Schock.

Antibiotika-Wahl und Dosierungs-Strategie

- Die Therapie sollte mit einem Breitspektrum-Antibiotikum begonnen werden. Die Wahl richtet sich nach nachgewiesenem oder vermutetem Fokus (s. Organ-spezifische Kapitel), angepasst an die örtlich prävalenten Pathogene und deren Resistenzmuster sowie Patienten-Eigenschaften wie Immundefekte, Alter, Komorbidität, Implantate etc.

- Die Dosierung der eingesetzten Antiinfektiva sollte an die in der Sepsis veränderten pharmakokinetischen und pharmakodynamischen Bedingungen angepasst werden:
  - Dosis-Anpassung an Gewicht und Nierenfunktion
    Ausnahme: Die initiale Aufsättigungsdosis in voller Dosierung.
  - Drug Monitoring, so verfügbar.
  - Beta-Lactam-Antibiotika: Nach Loading Dose Gabe der Erhaltungs-Dosis als kontinuierliche Infusion oder als auf die Hälfte des Dosierungs-Intervalls ausgedehnte Infusion.
  - Aminoglycoside: Verlängerung des Dosierungsintervalls (einmal täglich)
- *Keine* generelle Empfehlung für eine Kombinationstherapie.
  Ausnahmen
  - In Abhängigkeit des Risikos von Methicillin-resistentem Staphylococcus aureus (MRSA)
    - *Hoch*: Empirische AB-Therapie mit MRSA-Aktivität (Kombination mit Glycopeptid)
    - *Niedrig*: Empirische AB-Therapie ohne MRSA-Aktivität.
      Der unnötige Einsatz von AB mit MRSA-Aktivität ist mit einer erhöhten Mortalität assoziiert.
  - Bei hohem Risiko für multi-resistente gram-negative Keime (MRGN); Einsatz von *zwei* Antibiotika mit gram-negativem Wirkungsspektrum (e.g. Pseudomonas-aktives Beta-Laktam-Antibiotikum + Aminoglycosid)
  - Bei hohem Risiko einer Pilzinfektion: Kombination mit einem Echinocandin.
  - Auslösende Infektionen bei denen in den Organ-spezifischen Leitlinien eine Kombinationstherapie empfohlen wird (e.g. Endocarditis, ambulant erworbene Pneumonie, ZNS-Infektionen, Toxic-Shock-Syndrome)

Erkennung & Kontrolle eines septischen Fokus

Ein septischer Fokus sollte so schnell wie medizinisch und logistisch möglich gesucht und chirurgisch/interventionell kontrolliert werden (spätestens innerhalb von sechs bis zwölf Stunden). (Drainage, Nekrosenabtragung, Entfernung von Implantaten/Gefäßzugängen, Behandlung von Perforationen etc.).

Deeskalation/Behandlungsdauer

Anstelle einer festgelegten Therapie-Dauer sollte die antibiotische Therapie täglich überprüft und das initial breite Spektrum nach Nachweis eines plausiblen Erregers und Vorlage eines Antibiogramms schmaler gefasst werden.

Der klinische Verlauf bildet die Basis für die Entscheidung über eine Beendigung der antimikrobiellen Therapie. Diese wird durch den Verlauf des Serum-Procalcitonin gestützt (Abfall um mehr als 90% des Spitzenwertes/Unterschreiten eines Schwellenwertes von $\leq 0{,}05$ ng/dl).

Die durchschnittliche Behandlungsdauer liegt über verschiedene Studien und auslösende Infektionen hinweg zwischen fünf Tagen (Urogenitale Sepsis) und acht Tagen (Pneumogene Sepsis). Längere Behandlungsdauern können z.B. bei verzögertem Therapie-Ansprechen mit persistierenden Infektionsherden, mit Pilz- und Virus-Infektionen oder bei Immundefizienz erforderlich sein.

9 Neutropenisches Fieber

Hintergrund

Fällt nach einer Chemotherapie die Zahl der neutrophilen Granulocyten so wird das Immunsystem geschwächt. Gleichzeitig verschlechtert sich die Barriere-Funktion der durch die Chemotherapie geschädigten Darmmukosa. Es treten vermehrt Translokationen auf. Das Risiko einer Infektion mit Bakterien oder Pilzen steigt mit Ausmaß und Länge der Neutropenie.

Typischer Weise tritt die Neutropenie ca. eine Woche nach Gabe eines Chemotherapeutikums auf. Bei soliden Tumoren hält diese für ca. sieben Tage an. 5% bis 30% der Patienten entwickeln bevorzugt nach dem ersten Therapie-Zyklus neutropenisches Fiebers.

Patienten mit hämatologischer Neoplasie oder Patienten, die sich einer hämatopoetischen Stammzelltransplantation unterziehen zeigen deutlich prolongierte Neutropenien. Entsprechend steigt das Risiko für das Auftreten einer Episode neutropenischen Fiebers bei Leukämien oder unter allogener hämatopoetischer Stammzell-Transplantation auf über 80%.

> **Neutropenisches Fieber** ist ein medizinischer Notfall, der umgehende Diagnostik und Einleitung einer empirischen Breitspektrum-Antibiose erfordert. Unbehandelt liegt die Mortalität bei bis zu 70%.

Da im Rahmen der Neutropenie keine Entzündungsreaktion aufgebaut werden kann, manifestieren sich Symptome und klinische Zeichen der Infektion nur diskret und zeitlich verzögert.

Eine Unterscheidung zwischen Bakteriämie und nicht-infizierter febriler Neutropenie ist primär nicht möglich. Daher muss bei allen Patienten eine antibiotische Behandlung eingeleitet werden. Diese muss primär das gram-negative Spektrum abdecken, da dieses das höchste Risiko für Morbidität und Mortalität trägt.

In Hochrisiko-Gruppen wird eine antibiotische Prophylaxe mit Fluorochinolonen durchgeführt. Unter dieser wird ein vermehrtes Auftreten von gram-positiven und multiresistenten Erregern beobachtet.

Definitionen

Fieber

- Einzelne Temperatur (oral) von ≥ 38,3 °C oder
- Temperatur von ≥ 38,0 °C (oral) über eine Stunde anhaltend.

Neutropenie

- ≤ 500 Neutrophile/µl oder
- ≤ 1.000 Neutrophile/µl *und* ein voraussichtlicher weiterer Abfall auf ≤ 500 Neutrophile/µl über die nächsten 48 h.

Diagnostik

- *Körperliche Untersuchung* mit Schwerpunkt auf Haut, Punktionsstellen, Mund, Nasennebenhöhlen Perianalregion, Neurologische Auffälligkeiten (bei febrilen Patienten tägliche Wiederholung).
- *Routine-Labor* inklusive mindestens *zwei Paar Blutkulturen* (periphere Venenpunktion und so vorhanden via ZVK/PORT).
- Symptom-gelenkte Schnittbildgebung, (kein konventionelles Röntgen) (CT Lunge, CT Nasennebenhöhlen, Sonografie Abdomen etc.)

Risiko-Assessment

Multinational Association of Supportive Care in Cancer (MASCC)-Score zur Abschätzung des Risikos für das Auftreten von Komplikationen bei neutropenischem Fieber:

Charakteristikum	Gewichtung
Belastung des Patienten durch die febrile Neutropenie:	
▪ keine oder milde Symptome	5
▪ moderate Symptome	3
keine Hypotonie (SBP > 90 mmHg)	5
keine aktive COPD	4
solider Tumor oder hämatologische Neoplasie	4
ohne vorhergehende Pilzinfektion	
keine Dehydratation, die eine parenterale Substitution von Flüssigkeit erfordert	3
ambulanter Patient	3
Alter < 60 Jahre	2

Patienten mit einem MASCC-Score von 21 und mehr werden als „niedrig Risiko" Patienten für das Auftreten von Komplikationen einer febrilen Neutropenie eingeschätzt.

Liegt der MASCC-Score unter 21 so ist das Risiko für das Auftreten von Komplikationen hoch.

Diagnostik und Therapie bei neutropenischem Fieber und niedrigem Risiko für Komplikationen

MASCC-Score ≥ 21, guter Allgemeinzustand (ECOG 0-1), erwartete Dauer einer schweren Neutropenie (< 100 Zellen/μl) von weniger als sieben Tagen, keine Leber- oder Nieren-Insuffizienz, keine weiteren akuten Erkrankungen, die eine Überwachung erforderlich machen (s. Abb. 1).

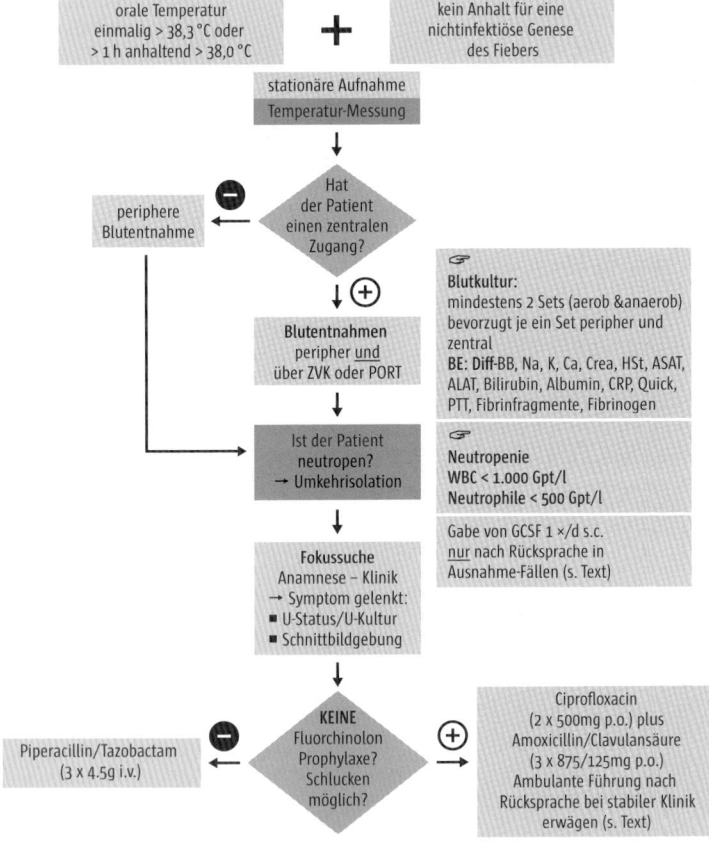

Abb. 1 Diagnostik und Therapie bei neutropenischem Fieber und niedrigem Risiko für Komplikationen

Ambulante Behandlung von neutropenischem Fieber

Patienten mit einem niedrigen Risiko für das Auftreten von Komplikationen können nach Erhalt der Aufsättigungsdosis und einer Überwachung von zwei bis zwölf Stunden bei stabiler Klinik und guter Compliance ambulant weitergeführt werden. Voraussetzungen sind ein adäquates, unterstützendes häusliches Umfeld, die gesicherte Möglichkeit zur raschen Rückkehr in die zentrale Notaufnahme und die Möglichkeit zu einer oralen Therapie, d.h. der Patient muss schlucken können und darf vor Auftreten des neutropenischen Fiebers keine Fluorochinolon-Prophylaxe erhalten haben. Eine erste Kontrolle der ambulant geführten Patienten sollte nach 24 Stunden erfolgen.

Therapie bei neutropenischem Fieber und hohem-Risiko für Komplikationen

MASCC-Score < **21**, hämatologische Neoplasie insbesondere AML oder Stammzelltransplantation, progrediente Tumorerkrankung, erwartete Dauer einer schweren Neutropenie (< 100 Zellen/µl) von länger als einer Woche, Leber-Insuffizienz (ASAT/ALAT > fünffach über der oberen Normgrenze), Niereninsuffizienz (GFR < 30 ml/min), Pneumonie, schwere Mucositis

- Stationäre Aufnahme
- Beendigung einer oralen antibiotischen Prophylaxe mit Fluorochinolonen, so erfolgt.
- Umgehende (innerhalb einer Stunde) Einleitung einer empirischen Erstlinien-Therapie mit einem Breitspektrum-Antibiotikum als Monotherapie (Piperacillin/Tazobactam, Ceftazidim, Cefepim, Imipenem, Meropenem).
- Bei schwerer Mucositis oder Haut-/Weichgewebsinfektion Kombination mit Vancomycin oder Teicoplanin erwägen.

Verlaufskontrollen und Therapie-Anpassung bei anhaltendem neutropenischem Fieber

- Tägliche klinische Verlaufskontrolle, wiederholte Laborkontrollen und Blutkulturen.
- Bei anhaltendem oder rezidivierendem Fieber über ≥ 96 h Mehrschicht CT der Lunge.
- Anhaltendes Fieber allein ist kein Grund für eine Eskalation der antibiotischen Therapie.
- Bei anhaltendem oder rezidivierendem Fieber über ≥ 96 h und klinischer Verschlechterung Wechsel/Eskalation der antibiotischen Therapie und Einleitung einer empirischen antimykotischen Therapie mit Caspofungin oder liposomalem Amphotericin-B.

Einsatz von Granulocyte-Colony-Stimulating-Factor (GCSF)

(adaptiert nach der S3-Leitlinie „Supportive care, Version 1.3, Februar 2020")

Durch den Einsatz von GCSF wird die Mortalität des neutropenischen Fiebers nicht signifikant gesenkt. Der Einsatz wird daher *nicht* empfohlen. Eine vorbestehende prophylaktische Gabe von GCSF sollte fortgeführt werden. Nach einer bereits erfolgten prophylaktischen Gabe von pegylisiertem und damit lang wirksamen GCSF (PEG-GCSF) ist die zusätzliche Gabe von GCSF nicht zielführend.

Erwogen werden kann die zusätzliche Gabe von nicht pegylsiertem GCSF wenn prognostisch ungünstige Faktoren wie ein Multiorganversagen, Sepsis, eine schwere (< 100/mm3) oder vermutlich langanhaltende Neutropenie (> zehn Tage) vorliegen.

10 Infektionen im HNO- und MKG-Bereich

10.1 Infektionen des Halses und der Mundregion

Keine Therapie bei einer viral bedingten Erkrankung:

- leichte bis mittelschwere Symptome
- Fieber < 38,5 °C
- trockener Husten
- keine Leukozytose, CRP nur leicht erhöht
- Schleimhäute ohne eitrige Beläge
- generalisierte Lymphknotenschwellung

Diagnose	Häufige Erreger	Kalkulierte Therapie
Laryngitis/ Pharyngitis	meist viral	keine
	S. pneumoniae H. influenzae S. aureus	*in Ausnahmefällen:* Amoxicillin 3 x 1 g p.o. *oder* Clarithromycin 2 x 250 mg p.o. bis zu 5 Tage
Epiglottitis acuta	S. pyogenes H. influenzae Typ b S. aureus S. pneumoniae H. parainfluenzae	Ampicillin/Sulbactam 3 x 3 g i.v. *oder* Cefuroxim 3 x 1,5 g i.v. bis zu 10 Tage

Diagnose	Häufige Erreger	Kalkulierte Therapie
Tonsillitis acuta	S. pyogenes H. influenzae	Penicillin V 3 x 1,5 Mega p.o. über 10 Tage *oder* Clindamycin 3 x 600 mg p.o. *oder* Penicillin G 4 x 5 Mega i.v. (stationär) *oder* Clindamycin 3 (– 4) x 600 mg i.m. / i.v. KI (Kurzinfusion) über 3 Tage, dann Sequenztherapie
Peritonsillar-abszess primär chirurgi-sche Entlastung indiziert: Punk-tion, Spaltung	S. pyogenes S. aureus Anaerobier	Ampicillin/Sulbactam 3 x 3 g i.v. *oder* Cefazolin 3 x 2 g i.v. + Metronidazol 3 x 500 mg i.v. bei Betalactamallergie Clindamycin 3 x 600 mg i.v.
Peritonsillitis		Ampicillin/Sulbactam 3 x 3 g i.v.
Mundboden-phlegmone	S. pyogenes S. aureus Anaerobier	Ampicillin/Sulbactam 3 x 3 g i.v. *oder* + Clindamycin 3 x 600 mg i.v.
Odontogene Infektion mit Ausbreitungs-tendenz	Streptokokken Staphylokokken Peptostreptokokken	Ampicillin/Sulbactam 3 x 3 g i.v. Amoxicillin/Clavulansäure 3 x 875/125 mg p.o. *oder (bei Penicillinallergie)* Clindamycin 3 x 600 mg i.v. bzw. p.o. *alternativ:* Moxifloxacin 1 x 400 mg i.v. bzw. p.o.
Sialadenitis	Staphylokokken Streptokokken Anaerobier	Amoxicillin/Clavulansäure 3 x 875/125 mg p.o. *oder* Ampicillin/Sulbactam 3 x 3 g i.v. *Bei Penicillinallergie alternativ* Clindamycin 3 x 600 mg i.v. SEQ 4 x 300 mg p.o.

10.2 Infektionen der Ohren

Diagnose	Häufige Erreger	Kalkulierte Therapie
Otitis media acuta	S. pneumoniae H. influenzae Moraxella catarrhalis S. pyogenes S. aureus	Amoxicillin 3 x 1 g p.o. *bei Penicillin-Allergie* Clindamycin 3 x 600 mg p.o. *oder* bei schwerem Verlauf bzw. Persistenz initial Ampicillin/Sulbactam 3 x 3 g i.v.

Diagnose	Häufige Erreger	Kalkulierte Therapie
Otitis media chronica	P. aeruginosa S. aureus Anaerobier	nur nach Abstrich!
Otitis externa diffusa	P. aeruginosa Proteus spp. S. pyogenes S. aureus	Gehörgangsreinigung + lokale Therapie + antibiotische Therapie nur nach Abstrich, über 3–5 Tage
Otitis externa maligna	P. aeruginosa	Ceftazidim 3 x 2 g i.v. ggf. + Ciprofloxacin 2 x 400 mg i.v. SEQ 2 x 750 mg p.o. *oder* Piperacillin/Tazobactam 3 x 4,5 g i.v. über mind. 6 Wochen bis zu 6 Monate SEQ Ciprofloxacin 2 x 750 mg p.o.
Mastoiditis frühe operative Sanierung indiziert (Mastoidekto-mie)	S. pneumoniae S. pyogenes H. influenzae S. aureus P. aeruginosa Proteus mirabilis	Ampicillin/Sulbactam 3 x 3 g i.v. *bei Penicillin-Allergie* Clindamycin 3 x 600 mg i.v.
Perichondritis	P. aeruginosa S. aureus	*leichte Form:* Ampicillin/Sulbactam 3 x 3 g i.v. *oder* Clindamycin 3 x 600 mg i.v. *schwere Form:* Piperacillin/Tazobactam 3 x 4,5 g i.v. bis zu 10 Tage
Erysipel im Gesicht	Streptokokken	Penicillin G 3 x 10 Mega i.v. bis zu 10 Tage
Gehörgangs-furunkel	S. aureus	s. Otitis externa

10.3 Infektionen der Nase und deren Komplikationen

Diagnose	Häufige Erreger	Kalkulierte Therapie
Rhinitis/akute Sinusitis	meist viral	in der Regel keine Therapie
eitrige bakterielle Sinusitis Sinusitis mit dentogenem Focus	S. pneumoniae H. influenzae M. catharralis S. aureus S. pyogenes Anaerobier	Amoxicillin/Clavulansäure 3 x 875/125 mg p.o. *oder* Clindamycin 3 x 600 mg p.o. bis zu 7 Tage bei schwerem Verlauf bzw. Persistenz i.v. initial Moxifloxacin 1 x 400 mg i.v. initial SEQ 1 x 400 mg p.o.

Diagnose	Häufige Erreger	Kalkulierte Therapie
chronische Sinusitis	S. aureus S. pneumoniae H. influenzae Enterobakterien Anaerobier	*dentogene Ursache:* Clindamycin 3 x 600 mg p.o. mikrobiologische Diagnostik anstreben! bis zu 7 Tage
Sinusitis mit orbitalen Komplikationen frühe operative Entlastung indiziert: NNH-Sanierung, ggf. Orbitotomie	S. aureus S. pneumoniae H. influenzae M. catharralis K. pneumoniae P. aeruginosa Anerobier	Ampicillin/Sulbactam 3 x 3 g i.v. *oder* SEQ 4 x 300 mg p.o. Therapiedauer mind. 14 Tage

Siehe auch Kapitel 4 Chirurgische Infektionen:

Weichgewebeinfektionen, Bissverletzungen (4.2 Seite 22)

Osteomyelitis (4.3 Seite 23)

11 Mykosen

Es sollen an dieser Stelle nur die in der Klinik relevanten invasiven Mykosen behandelt werden, wie sie in erster Linie bei stark immunsupprimierten Patienten vorkommen (s. Kap. 11.1 und 11.2). Candida-Pneumonien sind sehr selten. Insbesondere bei länger beatmeten Patienten lassen sich regelhaft Hefen in den Atemwegen als Zeichen einer Fehlbesiedlung nachweisen. Dieser Befund allein sollte kein Anlass für eine antimykotische Therapie sein! Ähnlich verhält es sich mit den Harnwegen: Der Nachweis von Hefen im Urin ist häufig Ausdruck einer Kontamination bei Genitalsoor oder einer Biofilmbildung im Dauerkatheter. In beiden Fällen ist eine systemische antimykotische Therapie nicht indiziert.

Candidämien kommen durchaus auch bei immunkompetenten Patienten vor, vor allem auf Intensivstationen. Sehr häufig handelt es sich dabei um Katheter-assoziierte Candidämien. Erreger ist in den meisten Fällen *C. albicans*. Soweit keine Vorbehandlung oder Prophylaxe mit Fluconazol oder anderen Azolen bekannt ist, kann die Therapie mit Fluconazol erfolgen. Bei Nachweis von C. non-albicans-Arten sind Echinocandine zu bevorzugen (Dosierungen s. Kap. 11.2).

Eine Candidämie sollte immer Anlass geben für ein augenärztliches Konsil!

11.1 Pilzinfektionen – HIV-positive Patienten

Diagnose	Erreger	Kalkulierte Therapie
Schleimhaut-mykosen	Candida spp.	Fluconazol 1 x 100 mg p.o. bei Stomatitis, Fluconazol 1 x 200 mg p.o. bei Ösophagitis (jeweils initial doppelte Dosis)
Kryptokokken-meningitis	Nachweis von Kryptokokken/ Kryptokokkenantigenen im Liquor oder Nachweis von Kryptokokkenantigen im Blut plus Klinik	Liposomales Amphotericin B 1 x 3–4 mg/kg + Flucytosin 4 x 25- 37,5 mg/kg i.v. (bei Verfügbarkeit) *oder* + Fluconazol 1 x 800 mg i.v. oder p.o.

11.2 Pilzinfektionen – neutropenische Patienten

Maßnahmen (systemische Infektionen)

- Entfernung bzw. Wechsel aller zentraler und peripherer Katheter
- Augenhintergrunduntersuchung

neutropenische Patienten		
Diagnose	Kriterien/Erreger	Kalkulierte Therapie
Candida-Infektionen ohne Organbefall	1 x positive Blutkultur	Caspofungin 1 x 50 mg i.v. (70 mg bei > 80 kg KG) *Tag 1:* 1 x 70 mg i.v. *oder* Liposomales Amphotericin B 1 x 3–5 mg/kg KG i.v. nur bei empfindlichen Candida spp. (C. albicans) Fluconazol 1 x 400 mg i.v. *Tag 1:* 1 x 800 mg i.v.
Aspergillose	mehrfacher Aspergillennachweis (ein Nachweis aus Urin, Stuhl, Bronchien und Haut ist ohne Konsequenz) 1 x Nachweis aus sterilem Gebiet beweist eine Mykose klassische CT-Morphologie positiver Galaktomannan-Antigen-nachweis	Liposomales Amphotericin B 1 x 3–5 mg/kg i.v. *oder* Voriconazol 2 x 4 mg/kg i.v. oder p.o. *Tag 1:* 2 x 6 mg/kg *cave* Posaconazol Prophylaxe Spiegelbestimmung empfohlen *Alternative* Caspofungin 50 mg, Tag 1: 70 mg i.v.
Schleimhaut-mykosen	Candida spp. Soorstomatitis Soorösophagitis	Amphomoronal Suspension lokal Fluconazol 1 x 100–200 mg p.o.
Kryptokokken-meningitis	Kryptokokken	siehe oben

12 Perioperative Antibiotikaprophylaxe (PAP)

Die perioperative Antibiotikaprophylaxe (PAP) hat zum Ziel, eine Reduktion postoperativer Wundinfektionen bei invasiven Eingriffen oder Operationen mit erhöhtem Infektionsrisiko zu erreichen. Postoperative Wundinfektionen gehören zu den häufigsten nosokomialen Infektionen. Sie können je nach Eingriff zu einer lebensbedrohlichen Komplikation führen. Die PAP ersetzt nicht die notwendigen prä- und intraoperativen Hygienemaßnahmen und den hohen Standard in der Asepsis.

Die **Indikation** für eine PAP ist gegeben, sofern ein Risiko für eine intraoperative Kontamination mit Erregern vorhanden ist. Ein solches Risiko liegt vor, wenn die **Wundkontaminationsklasse** sauber-kontaminiert, kontaminiert, oder schmutzig vorliegt (s. Kontaminationsklassen S. 55). Die Kontaminationsklasse gibt den Grad der bakteriellen Kontamination im Operationsgebiet wieder. Eine PAP kann auch bei sauberen (aseptischen) Eingriffen notwendig sein, denn zusätzlich müssen für die Indikationsstellung zur PAP **individuelle Faktoren des Patienten**, die das Risiko für eine postoperative Wundinfektion erhöhen, wie z.B. Alter des Patienten über 70 Jahre, Besiedlung mit *Staphylococcus aureus*, Adipositas, Diabetes mellitus und Nikotinabusus berücksichtigt werden (s. Risikofaktoren S. 55).

Präoperative Risikofaktoren sind z.B. ein Notfalleingriff und ein stationärer Aufenthalt präoperativ länger als 5 Tage. **Intraoperative Risikofaktoren** für eine postoperative Wundinfektion sind u.a. lange OP-Dauer, ausgedehnte Blutungen, Handschuhperforation.

Die PAP wird als **Single-shot-Gabe** ca. 30–60 Minuten präoperativ (vor Inzision) intravenös verabreicht. Wichtig ist ein ausreichend hoher Gewebespiegel des Antibiotikums zum Zeitpunkt des Wundverschlusses. Bei einer OP-Dauer von bis zu zwei Stunden ist die Einmalgabe ausreichend. Bei starkem Blutverlust (> 1 L) oder länger dauernder OP wird in Abhängigkeit von der Halbwertzeit des Antibiotikums eine Folgedosis empfohlen. Sie sollte verabreicht werden, wenn der Eingriff länger als die doppelte HWZ des Antibiotikums dauert.

Halbwertzeit (exemplarisch)

Cefuroxim	70 Minuten
Cefazolin	94 Minuten
Clindamycin	2,5 Stunden
Gentamicin	1,5–2 Stunden
Metronidazol	7 Stunden

- **Präparate der 1. Wahl:** Cefazolin 2 g i.v. oder Cefuroxim 1.500 mg i.v.
- Bei zu erwartender Anaerobier-Kontamination (z.B. bei abdominal-chirurgischen Eingriffen) ist die zusätzliche Gabe von Metronidazol 0,5 g i.v. indiziert.
- Alternative bei Allergie gegen Betalactame: Clindamycin 600 mg i.v. +/- Gentamicin 3–5 mg/kg KG i.v.

Für definierte Operationen (z.B. Kardiochirurgie, Gelenkersatz) wird ein präoperatives Screening zum Ausschluss einer Besiedlung mit Staphylokokken (MSSA, MRSA) bzw. eine präoperative Dekolonisierung von der KRINKO empfohlen.

Der Anstieg von Resistenzen kann den Erfolg der PAP mit den bewährten Antibiotika einschränken. Die sachgerecht durchgeführte PAP ist aber nicht Ursache der Resistenzentwicklung.

Der Chirurg/behandelnde Arzt entscheidet über Indikation und Dauer der Prophylaxe. Die perioperative Antibiotikaprophylaxe wird nicht postoperativ fortgesetzt.

Sofern postoperativ eine Antibiotikagabe erforderlich ist, wird eine Antibiotikatherapie eingeleitet. Das heißt, es wird festgelegt, welches Antibiotikum postoperativ in welcher Dosierung über welchen Zeitraum gegeben werden soll. Eine Antibiotikagabe postoperativ gilt als Therapie.

Es muss sicher gestellt werden, dass das perioperativ eingesetzte Antibiotikum nicht automatisch postoperativ weiter gegeben wird. Das Antibiotikum zur perioperativen Prophylaxe ist in der Regel nicht geeignet als Präparat für die Antibiotikatherapie.

Darüber hinaus hat eine Applikation von Antibiotika nach Wundverschluss keinen Einfluss auf die Infektionsrate.

Die Dokumentation der PAP erfolgt durch den Anästhesisten in das Narkoseprotokoll und die OP-Sicherheits-Checkliste.

Für die abteilungsspezifischen Eingriffe erstellt jeder Fachbereich einen Katalog, in dem die Eingriffe und die Präparate für die PAP festgelegt werden.

Kontaminationsklassen

Klassifizierung der Eingriffe	Operationen
I: sauber, aseptisch	asept. Operation ohne Eröffnung des Gastrointestinal- Urogenital-, Respirationstrakts: Struma, Leistenhernie (ohne Netz), Mamma
II: sauber-kontaminiert	saubere Operation mit Eröffnung des Gastrointestinal-, Urogenital-, Respirationstraktes: Appendektomie, Cholecystektomie
III: kontaminiert	offene bzw. traumatische Wunde, Eröffnung eines infizierten Organs z.b. des Urogenital-, Respirationstrakts
IV: schmutzig	akute Infektion, Abszess, Darmperforation

Risikofaktoren für postoperative Wundinfektionen (Wacha et al. 2010)

Patienteneigene Faktoren	Chirurgische Faktoren		
	Präoperativ	Intraoperativ	Postoperativ
■ Alter (Zunahme pro Dezennium)	■ Notfalloperation	■ Erfahrung des Chirurgen	■ Drainagedauer länger als 3 Tage
■ Diabetes mellitus	■ längerer präoperativer Krankenhausaufenthalt	■ Operationsdauer über 2 h (Zunahme je h)	■ respiratorische Sepsis
■ Immunkompetenz	■ falsche Wahl des Antibiotikums	■ infizierter Operationsbereich	■ invasive Techniken, Urinkatheter,
■ reduzierter Allgemeinzustand	■ Zeitpunkt der Antibiotika-	■ kontaminierter	Thoraxdrainage,
■ Übergewicht	Gabe: mehr als 2 Stunden zu	Operationsbereich	Nasensonde, zentraler
■ Mangelernährung	früh oder	■ Bluttransfusion,	Venenkatheter
■ ASA-Score > II	zu spät	Albuminzufuhr	■ Nachweis von Dialyse
■ MRSA/MSSA-Träger	■ Wundklassifikationen	■ lange Anästhesiedauer	■ frühe Reoperation wegen
■ Fieber/Schüttelfrost innerhalb einer Woche vor der Operation	kontaminiert-schmutzig	■ mehr als ein operativer	Blutungen
■ weibliches Geschlecht bei Eingriffen am Kolon, Kardiochirurgie	■ Vorbestrahlung	Eingriff	■ Leak der
	■ Hochrisiko-Operation	■ Diathermie	Zerebrospinalflüssigkeit,
	■ Rezidiveingriffe	■ Sauerstoffabfall	externer Shunt
■ männliches Geschlecht nach Trauma, in der Gefäßchirurgie, bei Kniegelenkersatz	■ Steine im Gallengang, Gallengangsverschluss	■ Unterkühlung	
		■ Wundstapler	
■ Dialysepatienten	■ erhöhte Werte für C-reaktives Protein	■ unvorhersehbare Komplikationen	
■ Hepatitis	■ Fremdkörperimplantation	■ Operationstechnik	
■ Stoma	■ Rasur nicht unmittelbar vor OP	■ Unterkühlung	
■ Drogenabusus		■ ineffektive Wirkspiegel	
■ Infektionen anderer Lokalisation	■ präoperative Urinkatheter	■ Verfahrenswechsel	
■ arterielle Mangeldurchblutung	■ vorausgegangene (neurochirurgische) Eingriffe	Laparoskopie/Laparotomie	
■ periphere Ödeme		■ Enterokokken,	
■ Lymphangitis		Enterobakterien,	
■ Neuropathie		Bacteroides fragilis in der	
■ vorausgegangene Antibiotika-Therapie		Wunde	
■ Rauchen			
■ Linksherzversagen nach koronarem Bypass			
■ bakterielle Translokation bei Laparotomie			
■ rheumatoide Arthritis bei Kniegelenkersatz			
■ Zirrhose			

Wichtige Indikationen für eine perioperative Antibiotikaprophylaxe* (PAP)

Beispiele zur Anpassung und Festlegung innerhalb der Abteilung.

I. Allgemein-, Visceral-, Thoraxchirurgie	Antibiotikum der Wahl
Oesophagus-, Magen-, Gallen-, Leber-, Pankreas-chirurgie, Herniotomie mit Netzimplantation	Cefuroxim 1,5 g i.v. bzw. Cefazolin 2 g i.v.
Colonchirurgie, Appendektomie	Cefuroxim 1,5 g i.v. + Metronidazol 0,5 g i.v.**
Thoraxchirurgie	Cefuroxim 1,5 g i.v. bzw. Cefazolin 2 g i.v.
II. Unfallchirurgie	Cefuroxim 1,5 g i.v. bzw. Cefazolin 2 g i.v.
III. Gefäß-, Kardiochirurgie	Cefuroxim 1,5 g i.v. bzw. Cefazolin 2 g i.v.
IV. Implantationschirurgie, Prothesen, Schrittmacher	Cefuroxim 1,5 g i.v. bzw. Cefazolin 2 g i.v.
V. Plastische Chirurgie	Cefuroxim 1,5 g i.v. bzw. Cefazolin 2 g i.v.
VI. Neurochirurgie, Implantation von Fremdkörpern, offene Traumata, Rezidivoperationen	Cefuroxim 1,5 g i.v. bzw. Cefazolin 2 g i.v.
VII. HNO/MKG, Ausgedehnte (Tumor-)Operationen, Neck Dissection, Implantate	Cefuroxim 1,5 g i.v. bzw. Cefazolin 2 g i.v.
Zahnärztliche Implantate	Amoxicillin 2 g p.o. 60 Min. präoperativ***
VIII. Urologie	
Eingriffe mit Eröffnung des Darms	Cefuroxim 1,5 g i.v. + Metronidazol 0,5 g i.v.**
Eingriffe ohne Eröffnung des Darms	Cefuroxim 1,5 g i.v. bzw. Cefazolin 2 g i.v.
Radikale Prostatektomie, Cystektomie	Cefuroxim 1,5 g i.v. + Metronidazol 0,5 g i.v.**
Harnröhrenplastik, Sphinkter-OP	Cefuroxim 1,5 g i.v . bzw. Cefazolin 2 g i.v.
IX. Gynäkologie	
Abdom., vaginale Hysterektomie	Cefuroxim 1,5 g i.v. + Metronidazol 0,5 g i.v.**
Carcinomchirurgie	Cefuroxim 1,5 g i.v. + Metronidazol 0,5 g i.v. **
Mammachirurgie	Cefuroxim 1,5 g i.v. bzw. Cefazolin 2 g i.v.
Sectio, manuelle Plazentalösung	Cefuroxim 1,5 g i.v. bzw. Cefazolin 2 g i.v.
Abort Curettage	Cefuroxim 1,5 g i.v. + Metronidazol 0,5 g i.v.**
Inkontinenzchirurgie	Cefuroxim 1,5 g i.v. bzw. Cefazolin 2 g i.v.
X. Endoskopische Risikoeingriffe, ERCP mit Interventionen, PEG-Anlage	Cefuroxim 1,5 g i.v. bzw. Cefazolin 2 g i.v.

XI. Keine PAP bei folgenden Eingriffen sofern keine Risikofaktoren vorliegen: Strumachirurgie, Herniotomie ohne Netzimplantation, elektive laparaskopische Cholecystektomie, Gynäkologie: Kürettage, Konisation, diagnostische und operative Laparaskopie

* ab 80 kg KG Cefuroxim 3 g i.v. präoperativ, ab 120 kg KG Cefazolin 3 g i.v.

** bzw. Cefazolin 2 g i.v. + Metronidazol 0,5 g i.v.

Bei Betalactamallergie Clindamycin 600 mg i.v. + Gentamicin 3–5 mg/kg KG i.v.

*** ab 80 kg KG Amoxicillin 3 g p.o., bei Betalactamallergie Clindamycin 600 mg p.o. 60 Min. präoperativ

13 HIV-Postexpositionsprophylaxe (PEP)

Die wichtigste Maßnahme in der Verhinderung von (hämatogenen) Infektionen im Gesundheitswesen ist die Kenntnis des Infektionsweges und die Expositionsprophylaxe. Diesem dient die TRBA 250 (Technische Regel für biologische Arbeitsgeräte). Verantwortlich ist der Arbeitgeber, Nichtbeachtung bedeutet ein Organisationsverschulden.

Die Wahrscheinlichkeit des Auftretens einer HIV-Infektion nach Stich- oder Schnittverletzungen beträgt etwa 0,3%. Sie ist u.a. abhängig von der Art des infektiösen Materials, der Viruskonzentration der Indexperson, vom Kontaminationsereignis und von der Menge des inokulierten Materials. Es wird davon ausgegangen, dass die medikamentöse Postexpositionsprophylaxe das Infektionsrisiko um etwa 80% senkt. Weitere Informationen: Deutsch-Österreichische HIV-PEP-Leitlinie, Version 2022 auf der Website der DAIG.

Indikation zur HIV-PEP

Berufliche HIV-Exposition (Indexperson HIV-positiv)		
Expositionsereignis	Viruslast bei Indexperson > 50 Kopien/ml oder unbekannt	Viruslast bei Indexperson < 50 Kopien/ml
massive Inokulation (> 1 ml) von Blut oder anderer Körperflüssigkeit mit (potenziell) hoher Viruskonzentration	PEP empfehlen	PEP empfehlen
(blutende) perkutane Stichverletzung mit Injektionsnadel oder anderer Hohlraumnadel, Schnittverletzung mit kontaminiertem Skalpell, Messer o.ä.	PEP empfehlen	PEP anbieten

Berufliche HIV-Exposition (Indexperson HIV-positiv)		
Expositionsereignis	Viruslast bei Indexperson > 50 Kopien/ml oder unbekannt	Viruslast bei Indexperson < 50 Kopien/ml
oberflächliche Verletzung (z.B. mit chirurgischer Nadel) ohne Blutfluss Kontakt von Schleimhaut oder verletzter/geschädigter Haut mit Flüssigkeit mit potenziell hoher Viruskonzentration	PEP anbieten	keine PEP-Indikation
perkutaner Kontakt mit anderen Körperflüssigkeiten als Blut (Urin oder Speichel) Kontakt von intakter Haut mit Blut (auch bei hoher Viruskonzentration) Haut- oder Schleimhautkontakt mit Körperflüssigkeiten wie Urin und Speichel	keine PEP-Indikation	keine PEP-Indikation

Parenterale Exposition		
Expositionsereignis	Kommentar	PEP-Indikation
Transfusion von HIV-haltigen Blutkonserven oder Erhalt von mit hoher Wahrscheinlichkeit HIV-haltigen Blutprodukten oder Organen	Experten hinsichtlich Dauer einer Prophylaxegabe hinzuziehen	PEP empfehlen
Nutzung eines HIV-kontaminierten Drogenbestecks		PEP empfehlen
Stichverletzungen Unbeteiligter durch herumliegendes Drogen-Injektionsbesteck (Kanülen)		keine PEP-Indikation

Sexuelle Exposition		
Expositionsereignis	Kommentar	PEP-Indikation
ungeschützter Geschlechtsverkehr bei **bekanntem positiven HIV-Status** des Partners/der Partnerin		
ungeschützter insertiver oder rezeptiver vaginaler oder analer Geschlechtsverkehr (z.B. infolge eines geplatzten Kondoms) mit einer **bekannt HIV-infizierten** Person	Transmissionsrisiko in erster Linie von der Viruslast der HIV-positiven Person abhängig	PEP empfehlen *wenn* Indexperson unbehandelt bzw. Viruslast > 1.000 Kopien/ml *oder* *wenn* Behandlungsstatus nicht eruierbar
		PEP anbieten *wenn* Viruslast der Indexperson 50–1.000 Kopien/ml
		keine PEP-Indikation *wenn* Indexperson wirksam behandelt (Viruslast < 50 Kopien/ml)

Sexuelle Exposition		
Expositionsereignis	**Kommentar**	**PEP-Indikation**
ungeschützter Geschlechtsverkehr bei **unbekanntem HIV-Status** des Partners/der Partnerin		
ungeschützter heterosexueller Vaginal- oder Analverkehr (auch mit Sexarbeiterin)	bei heterosexuellem Geschlechtsverkehr liegt die statistische Wahrscheinlichkeit, dass beim Partner/bei der Partnerin eine undiagnostizierte oder unbehandelte HIV-Infektion vorliegt, in Deutschland bei ca. 1:10.000 oder darunter.	keine PEP-Indikation
ungeschützter Analverkehr zwischen Männern	bei homosexuellem Analverkehr zwischen Männern liegt die statistische Wahrscheinlichkeit, dass beim Partner eine undiagnostizierte oder unbehandelte HIV-Infektion vorliegt, in Deutschland zwischen ca. 1% und 3% (altersabhängig). In Großstädten und Szenetypischen Settings ist mit erhöhten Wahrscheinlichkeiten zu rechnen	PEP anbieten
ungeschützter heterosexueller Vaginal- oder Analverkehr **mit** aktiv intravenös Drogen konsumierendem Partner/in **mit** bisexuellem Partner **mit** Partner/in aus HIV-Hochprävalenzregion (v.a. Subsahara-Afrika)	statistische Expositionswahrscheinlichkeit in einem Bereich ~ 1:100	PEP anbieten
ungeschützter Vaginal- oder Analverkehr bei Vergewaltigung durch unbekannte Täter		PEP anbieten
Oralverkehr ungeschützter oraler Geschlechtsverkehr mit der Aufnahme von Sperma eines sicher oder wahrscheinlich HIV-infizierten Partners in den Mund	Übertragungswahrscheinlichkeit selbst im Falle einer realen Exposition sehr gering	keine PEP-Indikation
Küssen Kontakt der Haut mit HIV-haltigen Sekreten		keine PEP-Indikation

Biss- und Schnittverletzungen		
Expositionsereignis	Kommentar	PEP-Indikation
tiefe blutige Bissverletzung durch virämische Person mit blutenden Verletzungen im Mund		PEP empfohlen
serielle (Messer) Stichverletzungen verschiedener Personen durch das gleiche Instrument		PEP anbieten bis zur Klärung des Serostatus der Beteiligten

Sofortmaßnahmen

- Stich- oder Schnittverletzung, Kontamination geschädigter Haut: Spülung mit Wasser und Seife bzw. einem Antiseptikum
- Exposition des Auges oder der Mundhöhle: Spülen mit Wasser

Medikamentöse Intervention

- Entscheidend ist der frühe Beginn der PEP (der maximale Schutz ist gegeben, wenn die Medikamente innerhalb der ersten 2 Stunden nach Exposition eingenommen werden). Ausführliche Information und Notfallmedikamente liegen auf den Aufnahmestationen bereit.
- Dokumentation durch die BG-Ambulanz. Beratung u.a. durch das *ifi* Institut für interdisziplinäre Medizin (Tel:040/284076o/o/102/115) insbesondere, wenn die Indexperson unter Therapie steht und/oder Resistenzen vermutet werden.
- Im Zweifel ist es sinnvoller, die Postexpositionsprophylaxe zu beginnen und später abzusetzen, als diese zu spät zu beginnen.

Standardprophylaxe	Emtricitabin/Tenofovir 1 x 1 plus Isentress® 400 2 x 1 *oder* Tivicay® 1 x 1

14 Gezielte Antibiotikatherapie und Infektionen mit multiresistenten Erregern

14.1 Gezielte Antibiotikatherapie

Nach kalkuliertem Start einer initialen Breitspektrum-Antibiotikatherapie sollte nach Erhalt des mikrobiologischen Befundes wenn möglich auf ein Schmalspektrum-Antibiotikum deeskaliert werden. Die folgende Tabelle zeigt Beispiele für gezielte Antibiotikatherapien der 1. Wahl für ausgewählte Erreger, die bei Deeskalation und nachgewiesener Empfindlichkeit eingesetzt werden sollten.

Erreger	Therapie der 1. Wahl
Acinetobacter baumannii	Piperacillin + Tazobactam
Campylobacter jejuni****	Clarithromycin
Chlamydophila pneumoniae	Clarithromycin
Chlamydia trachomatis	Doxycyclin, Azithromycin
Citrobacter spp.	Piperacillin/Tazobactam
Clostridioides difficile	Vancomycin, s. Kapitel 3: Pseudomembranöse Enterocolitis
Clostridium perfringens	Penicillin G ggf. + Clindamycin
Enterobacter spp.	Piperacillin + Tazobactam
Enterococcus faecalis	Ampicillin**, s. Kapitel 7: gezielte Therapie bei Endokarditis
Enterococcus faecium	Vancomycin, s. Kapitel 7: gezielte Therapie bei Endokarditis
Escherichia coli	Ampicillin ggf. + Sulbactam***

Erreger	Therapie der 1. Wahl
Gardnerella vaginalis*	Metronidazol
Hämophilus influenzae	Ampicillin + Sulbactam***
Helicobacter pylori	s. Kapitel 3: Eradikationstherapie
Klebsiella spp.	Ampicillin + Sulbactam***
Koagulase-negative Staphylokokken	Flucloxacillin bei Resistenz Vancomycin
Legionella pneumophila*	Moxifloxacin
Leptospira spp.*	Penicillin G
Listeria monocytogenes	Ampicillin hoch dosiert + Gentamicin
Moraxella catarrhalis	Ampicillin + Sulbactam***
Morganella morganii	Piperacillin + Tazobactam
MRSA	Vancomycin
Mycoplasma genitalium*	Azithromycin
Mycoplasma hominis*	Doxycyclin
Mycoplasma pneumoniae*	Clarithromycin
Neisseria gonorrhoeae	Ceftriaxon + Azithromycin s. Kapitel 2: Urethritis
Neisseria meningitidis	Penicillin G hochdosiert
Pasteurella multocida	Penicillin V/G, Ampicillin**
Proteus mirabilis	Ampicillin ggf. + Sulbactam***
Pseudomonas aeruginosa	Piperacillin + Tazobactam
Salmonella spp.****	Ciprofloxacin
Serratia spp.	Piperacillin + Tazobactam
Shigella spp.****	Ciprofloxacin
Staphylococcus aureus	Flucloxacillin
Stenotrophomonas maltophilia	Cotrimoxazol
Streptokokken hämolysierend	Penicillin V/G
Streptococcus pneumoniae	Penicillin V/G
Streptokokken vergrünend	Penicillin V/G
Trichomonas vaginalis*	Metronidazol
Ureaplasma urealyticum	Doxycyclin
Yersinia enterocolitica****	Cotrimoxazol

*bei diesen Erregern erfolgt keine Empfindlichkeitstestung
**bei oraler Gabe Amoxicillin
***bei oraler Gabe Amoxicillin + Clavulansäure
****bei unkomplizierter Gastroenteritis keine antibiotische Therapie empfohlen

14.2 Infektionen mit multiresistenten Erregern

Seit über 20 Jahren stellt MRSA im Krankenhaus das Paradebeispiel für das Auftreten und die nosokomiale Ausbreitung eines multiresistenten Erregers dar. Inzwischen sind jedoch eine ganze Reihe weiterer multiresistenter Erreger hinzugekommen, die im Folgenden kurz besprochen werden sollen. Mit zunehmender Prävalenz gefährden sie den Erfolg empirischer Therapien, und für die gezielte Therapie stehen dann häufig nur noch wenige teure und nicht immer gut verträgliche Substanzen zur Verfügung. Deswegen kommt der Vermeidung der Ausbreitung solcher Erreger durch frühzeitige Erkennung und Einhaltung der vorgeschriebenen Maßnahmen im Hygieneplan größte Bedeutung zu (siehe Hygienemanagement auf der Basis der Empfehlungen der KRINKO).

MRSA

Methicillin resistenter *Staphylococcus aureus (MRSA)* kann schwere, z.t. lebensbedrohliche Infektionen verursachen. MRSA sind grundsätzlich resistent gegen alle Betalaktam-Antibiotika (Penicilline, Cephalosporine, Carbapeneme, Ausnahme Ceftarolin, s. unten) und auch deren Kombinationen mit Betalaktamaseinhibitoren sowie vielfach auch gegen weitere Antibiotikaklassen.

Risikofaktoren für eine Infektion bzw. eine Kolonisation mit MRSA haben Patienten mit

- diabetischem Fuß insbesondere nach einer Antibiotikatherapie
- Dekubitus oder anderen chron. Haut- und Weichgewebeinfektionen
- vorangegangener Antibiotikatherapie
- Aufenthalt bzw. Versorgung in einer Klinik, Nachsorgeeinrichtung oder Pflege

Mittel der ersten Wahl bei invasiven septischen Infektionen ist auch heute noch Vancomycin (Dosierung siehe Kapitel 16.1). Bei Unverträglichkeit oder Nichtansprechen stehen neuere Substanzen wie Linezolid, Daptomycin oder Ceftarolin zur Verfügung (siehe nachstehende Tabelle). Die Therapie sollte grundsätzlich nach Antibiogramm erfolgen. Je nach Schwere der Erkrankung und Lokalisation der Infektion können auch Cotrimoxazol oder Clindamycin zum Einsatz kommen, auch als orale Sequenztherapie. Linezolid sollte als Bakteriostatikum nicht primär bei septischen Infektionen eingesetzt werden. Es besitzt eine gute Gewebegängigkeit und hat gute Ergebnisse bei nosokomialen Pneumonien und bei komplizierten Haut- und Weichgewebeinfektionen gezeigt. Wegen der guten Bioverfügbarkeit eignet es sich auch sehr gut zur oralen Sequenztherapie. Eine eindeutige Überlegenheit von Linezolid gegenüber Vancomycin ist jedoch nicht belegt. Als Nebenwirkung tritt relativ häufig eine Thrombozytopenie auf, bei längerer Verabreichung muss auch mit peripheren Neuropathien gerechnet werden, die zugelassene Therapiedauer ist daher auf 28 Tage begrenzt. Daptomycin wirkt ebenfalls gut bei komplizierten Haut- und Weichgewebeinfektionen und hat sich als bakterizide Substanz auch als gut wirksam bei Bakteriämie (mit und ohne Endokarditis) gezeigt. Es sollte jedoch nicht bei einer Pneumonie zum Einsatz kommen, da das Daptomycin durch Surfactant inhibiert wird! Patienten, die mit Daptomycin behandelt werden, sollten bezüglich der Entwicklung einer Myopathie (CPK-Erhöhung) beobachtet werden. Mit Ceftarolin steht neuerdings ein MRSA-wirksames Cephalosporin zur Verfügung, dessen klinische Wirksamkeit gegen MRSA bislang jedoch nur für Haut- und Weichgewebeinfektionen sicher gezeigt werden konnte. Ähnliches gilt für Ceftobiprol (siehe Tabelle).

Stellenwert einiger Antibiotika bei MRSA-Infektionen

| | Mittel 1. Wahl | Alternativen*** | |
	Vancomycin	Linezolid	Daptomycin
Sepsis	++	(+) **	++
Endokarditis	++*	–	++
Pneumonie	++	++	-
Weichgewebe-Infektionen	++	++	++

* z.B. Kombination mit Rifampicin bei Protheseninfektion
** nur begleitende Bakteriämie bei ambulant erworbener Pneumonie
*** bei verminderter Empfindlichkeit, nicht ausreichender klinischer Wirksamkeit bzw. schlechter Verträglichkeit von Vancomycin. Je nach Art und Lokalisation der Infektion können bei nachgewiesener Empfindlichkeit auch andere Substanzen wie Cotrimoxazol und Clindamycin eingesetzt werden.

Für eine bessere Wirksamkeit von Kombinationstherapien, z.B. Vancomycin plus Rifampicin, gibt es kaum Hinweise. Sie sollten daher nur bei Versagen einer Monotherapie erwogen werden. Am ehesten sind sie vermutlich wegen der Biofilmproblematik bei endoprothetischen Infektionen in Betracht zu ziehen in der Kombination von Vancomycin mit Rifampicin oder Fosfomycin. Umgekehrt sollten diese genannten Kombinationspartner von Vancomycin niemals als Monotherapie verabreicht werden.

> *Wichtig ist grundsätzlich die Differenzierung zwischen Infektion und Kolonisation. Eine Antibiotikatherapie sollte bei Nachweis von MRSA nur bei Vorliegen einer Infektion durchgeführt werden.*

Wunden, in denen MRSA nachwiesen wird, sollten wenn möglich durch MRSA-wirksame Wundtherapeutika (Polyhexanid, Octenidin u.a.) versorgt werden (s. Kramer et al. [2017] Consensus on Wound Antiseptic; Bültemann et al. [2018], Wundfibel. Reihe Asklepios Praxisbibliothek. Medizinisch Wissenschaftliche Verlagsgesellschaft, Berlin).

》》 *An dieser Stelle sei auf die 2009 eingeführte Meldepflicht für MRSA-Nachweise aus Blutkulturen und Liquor hingewiesen.*

Vancomycinresistente MRSA (VRSA) sind bislang in Deutschland nicht berichtet worden. Der klinische Stellenwert von gelegentlich beobachteten Vancomycinintermediär-empfindlichen MRSA (VISA) ist weiterhin unklar.

VRE

Enterokokken sind *per se* multiresistent und nur begrenzt empfindlich gegenüber Betalaktamen. Am besten wirken von diesen Ampicillin oder Piperacillin, Carbapeneme sind nur mäßig wirksam, Cephalosporine wirken allein überhaupt nicht. Bei schweren Infektionen, z.b. einer Endokarditis, sollte daher Ampicillin in hoher Dosierung (6 x 2 g) gegeben werden, am besten in Kombination mit einem Aminoglykosid oder mit Ceftriaxon. Im Prinzip sind zwar alle Enterokokken resistent gegenüber Aminoglykosiden, es wird jedoch unterschieden zwischen einer Low Level- und einer High Level-Resistenz. Im Falle einer Low Level-Resistenz (bei uns eher der Normalfall) kann ein Synergismus zwischen Ampicillin und Aminoglykosid erwartet werden. *Enterococcus faecium* ist fast immer ampicillinresistent, bei Infektionen mit diesem Erreger ist in erster Linie Vancomycin zu empfehlen.

Vor allem aus dem zunehmenden Reservoir von *E. faecium*-Isolaten rekrutieren sich die Vancomycin-resistenten Enterokokken (VRE). *E. gallinarum* und *E. casseliflavus* besitzen eine intrinsische Vancomycinresistenz, sind nur wenig virulent und werden im Allgemeinen nicht den nosokomialen VRE zugerechnet. Infektionen mit VRE sind grundsätzlich schwierig zu behandeln. Es ist daher besonders gründlich abzuwägen, ob eine antibiotische Therapie überhaupt indiziert ist. Der alleinige Trägerstatus ist keine Indikation und lässt sich antibiotisch auch kaum beeinflussen.

Weist der VRE, wie es meist der Fall ist, gleichzeitig eine Ampicillinresistenz auf, so gilt Linezolid heute als Mittel der Wahl. Cotrimoxazol sollte nicht bei Enterokokkeninfektionen eingesetzt werden, auch wenn es gelegentlich in vitro wirksam erscheint. Klare Empfehlungen zur Kombinationstherapie bei VRE-Infektionen gibt es nicht. Beschrieben wurden u.a. erfolgreiche Kombinationen von Daptomycin mit Tigecyclin (bei einer Endokarditis mit einem linezolidresistenten VRE).

Klinisch und epidemiologisch bedeutsam sind vor allem die VRE-Phänotypen VanA und VanB. Während VRE vom Typ VanA gegenüber Vancomycin und Teicoplanin resistent sind, zeigen sich VRE vom Typ VanB in vitro empfindlich gegenüber Teicoplanin. Während bis vor wenigen Jahren praktisch 100%

der invasiven Isolate bei uns dem VanA-Typ zuzuordnen waren, zeigen sich inzwischen über 80% invasiver VRE in vitro empfindlich gegenüber Teicoplanin. Leider liegen keine klinischen Studien vor, die den therapeutischen Nutzen von Teicoplanin in diesen Fällen belegen. Vereinzelt gibt es Berichte über eine Resistenzentwicklung von VanB-Isolaten gegenüber Teicoplanin unter laufender Therapie. Zu überlegen ist jedoch eine Kombinationstherapie mit Linezolid oder Gentamicin bzw. ein Therapieversuch bei Vorliegen einer Linezolidresistenz bzw. –unverträglichkeit, dann nach Möglichkeit mit einem weiteren Kombinationspartner.

PRP

Penicillinresistente Pneumokokken (PRP) spielen bei uns nach wie vor eine untergeordnete Rolle. Gelegentlich bei uns vorkommende intermediär penicillinempfindliche Pneumokokken lassen sich gut mit höheren Penicillindosierungen oder mit einem 3. Gen. – Cephalosporin (Ceftriaxon oder Cefotaxim) behandeln. In den bei uns sehr seltenen Fällen von Pneumokokkeninfektionen mit ausgeprägter Penicillinresistenz sollte insbesondere bei Vorliegen einer Meningitis z.B. Ceftriaxon mit Vancomycin kombiniert werden. Für die Pneumonie durch PRP kommt auch Ceftarolin in Betracht. Vancomycinresistente Pneumokokken sind bislang nicht beschrieben worden.

ESBL

Extended-Spectrum-Betalaktamasen (ESBL) sind Enzyme, die eine Resistenz gegenüber den meisten Betalaktam-Antibiotika (Penicilline, Cephalosporine, Monobactame) vermitteln. Ausnahmen sind die Carbapeneme, die zugleich auch die Mittel erster Wahl sind. ESBL sind zumeist plasmidkodiert und neigen daher zur horizontalen Ausbreitung auch über Speziesbarrieren hinweg und stellen auch deswegen eine besondere krankenhaushygienische Herausforderung dar. Die meisten ESBL-Bildner weisen zudem auch Multiresistenzen gegenüber anderen Antibiotikaklassen auf. Wir finden sie vor allem bei *E. coli* und *Klebsiella spp.*, sie kommen aber auch bei vielen anderen gramnegativen Stäbchenbakterien vor.

Gerade bei *E. coli*, einem der wichtigsten und häufigsten Erreger, haben die ESBL-Bildner in den vergangenen zehn Jahren dramatisch zugenommen.

Die besten (erfolgreichsten) klinischen Daten gibt es zu Imipenem und Meropenem. Ertapenem zeigt ebenfalls eine gute in vitro-Aktivität, aber es gibt bislang nur wenige klinische Daten, und Resistenzentwicklung unter Therapie wurde beschrieben. ESBL-Enzyme sind in vitro typischerweise empfindlich gegenüber Betalaktamaseinhibitoren, klinisch wurden jedoch vielfach Therapieversager mit entsprechenden Kombinationen wie Piperacillin/

Tazobactam beobachtet, weswegen wir diese Präparate im Antibiogramm stets auf resistent setzen. In einer Fall-Kontroll-Studie erwies sich der Gebrauch von Betalaktamaseinhibitoren allerdings als protektiv gegen die Entstehung von Infektionen und Kolonisationen durch ESBL-bildende Klebsiellen. Entsprechend Antibiogramm können prinzipiell auch andere Substanzen wie Fluorchinolone oder Tigecyclin eingesetzt werden, hierzu gibt es jedoch kaum Daten. Ebenfalls gibt es keine Daten, die eine Kombinationstherapie stützen.

Multiresistente gramnegative Erreger (MRGN)

In den vergangenen Jahren war die Diskussion um multiresistente gramnegative Erreger sehr fokussiert auf die Extended-Spectrum-Betalaktamase (ESBL)-Bildner, d.h. der Resistenzmechanismus und z.t. auch der Genotyp standen im Vordergrund der Betrachtung und weniger der Phänotyp. Hier ist mit der KRINKO-Empfehlung ein grundsätzlicher Wandel eingetreten: Die Kommission für Krankenhaushygiene und Infektionsprävention (KRINKO) beim RKI hat im Oktober 2012 eine verbindliche Empfehlung zu Hygienemaßnahmen bei Infektionen mit multiresistenten gramnegativen Stäbchen (MRGN) veröffentlicht. Diese Empfehlung bezieht sich auf Vertreter der Familie der Enterobakterien (hierzu gehören die sehr wichtigen und häufig nachgewiesenen *E. coli* und Klebsiellen, aber auch *Proteus*, *Morganella*, *Citrobacter*, *Enterobacter*, *Serratia* und weitere Arten) sowie auf *Pseudomonas aeruginosa* und *Acinetobacter baumannii*. Andere gramnegative Erreger wie z.B. *Stenotrophomonas maltophilia* sind in dieser Empfehlung nicht berücksichtigt. Für die Klassifizierung der Multiresistenz werden dabei aufgrund ihrer Bedeutsamkeit für die Therapie schwerer Infektionen nur vier Antibiotikaklassen mit den folgenden Leitsubstanzen berücksichtigt: Piperacillin, Cefotaxim und/oder Ceftazidim, Imipenem und/oder Meropenem sowie Ciprofloxacin. Unterschieden wird zwischen **3MRGN** (Multiresistente gramnegative Stäbchen mit Resistenz gegen 3 der 4 Antibiotikagruppen) und **4MRGN** (Multiresistente gramnegative Stäbchen mit Resistenz gegen 4 der 4 Antibiotikagruppen). Je nach Risikobereich gelten für 3MRGN und 4MRGN unterschiedliche Hygienemaßnahmen.

Seit 01.05.2016 unterliegen alle Erstnachweise von 4MRGN-Isolaten außer von *P. aeruginosa* der Labormeldepflicht nach §7 IfSG!

3MRGN

E. coli (3MRGN) oder z.B. *K. pneumoniae* (3MRGN) entsprechen den *E. coli* (ESBL) bzw. *K. pneumoniae* (ESBL) der alten Nomenklatur mit zusätzlicher Ciprofloxacinresistenz. Hier gelten die Carbapeneme als Mittel erster Wahl. Je nach

Krankheitsbild und dem Antibiogramm entsprechend können auch andere Substanzen, z.B. Cotrimoxazol in Betracht kommen.

4MRGN

Für Vertreter der Enterobakterien gilt, dass bereits die alleinige Resistenz gegen Imipenem oder Meropenem für eine Klassifikation als 4MRGN ausreicht, selbst bei Chinolonempfindlichkeit. Dies geschieht, um einer möglichen Ausbreitung von Carbapenemase-bildenden Keimen vorzubeugen. Ausnahmen bilden hier lediglich Vertreter der Proteusgruppe sowie *Serratia und Morganella*, bei denen eine alleinige Imipenemresistenz nicht berücksichtigt wird. Dementsprechend gibt es bei 4MRGN-Enterobakterien häufig noch einige Therapieoptionen wie Chinolone, Tigecyclin oder Cotrimoxazol. Es kommen aber auch bereits panresistente Klebsiellen- oder Acinetobacterstämme vor, bei denen nicht einmal mehr Colistin wirksam ist!

Bei *P. aeruginosa* wird anders gewertet: Nur wenn Imipenem und Meropenem unwirksam sind sowie die Vertreter der anderen drei Klassen, erfolgt eine Klassifikation als 4MRGN, sonst entsprechend als 3MRGN. *P. aeruginosa* ist *per se* multiresistent und sollte bei schweren Infektionen entsprechend Antibiogramm mit einer Zweierkombination behandelt werden, auch wenn die Studienlage hierzu sehr widersprüchlich ist. Bei entsprechend resistenten Isolaten kommt auch hier Colistin in Betracht (siehe *A. baumannii*). Als Kombinationspartner bei multiresistenten Isolaten sollte auch Fosfomycin erwogen werden.

Mit Ceftolozan/Tazobactam ist 2017 ein neues Cephalosporin in Kombination mit dem bekannten Inhibitor Tazobactam auf den Markt gekommen, das insbesondere bei multiresistenten *P. aeruginosa*-Isolaten hilfreich sein kann.

Bei Infektionen durch *A. baumannii* gelten eigentlich die Carbapeneme als Mittel der Wahl. In den letzten Jahren haben wir jedoch auch bei uns größere Ausbrüche mit carbapenemresistenten Stämmen (jetzt also definitionsgemäß 4MRGN) beobachten müssen, die so multiresistent sind, dass z.T. nur noch eine Therapie mit Colistin möglich ist. Colistin ist bakterizid und zerstört die äußere Zellmembran der meisten gramnegativen Bakterien (außer *Burkholderia cepacia*, *Serratia marcescens*, *Moraxella catarrhalis*, *Proteus spp*, *Providencia spp*, und *Morganella morganii*). Colistinmethat-Natrium ist inzwischen auch in Deutschland parenteral verfügbar. Ob ggf. Kombinationen von Colistin mit Tigecyclin sinnvoll sein können, ist nicht geklärt.

Cefiderocol, als neues Siderophor-Cephalosporin ist gegen multiresistente Problemkeime wie Carbapenemase-bildende Enterobacteriaceae und multiresistente Nonfermenter aktiv. Neben Colistin hat Cefiderocol auch eine

Wirksamkeit gegenüber den Metallo-Betalaktamasen von *Pseudomonas aeruginosa* und den Klasse D-Betalaktamasen von *Acinetobacter baumannii*.

Generell wird trotz vorliegender Carbapenemresistenz bei 4MRGN-Infektionen eine Kombinationstherapie von z.B. Colistin mit einem Carbapenem, zumeist Meropenem, empfohlen, vor allem dann, wenn die gemessene MHK 16 mg/L nicht überschreitet. Damit die Konzentration von Meropenem möglichst lange oberhalb einer solch erhöhten MHK liegen kann, werden zunehmend höhere Dosierungen und verlängerte Infusionszeiten empfohlen, also z.B. 3 x 2 g Meropenem über jeweils 3 Stunden.

Neuerdings steht in einigen Fällen mit der Kombination Ceftazidim/Avibactam eine wirksame Alternative zur Verfügung. Dieser neue Betalaktamase-Inhibitor ist u.a. in der Lage, auch einige Carbapenemasen zu inhibieren, darunter auch die derzeit bei uns am häufigsten nachgewiesene Carbapenemase vom Typ OXA-48. Isolate mit Metallobetalaktamasen (z.B. vom Typ NDM) werden allerdings nicht erfasst.

S. maltophilia fällt nicht unter die MRGN-Klassifikation und besitzt eine intrinsische Resistenz gegenüber Carbapenemen. Als Mittel der Wahl gilt Cotrimoxazol. Auch die Kombination von Cotrimoxazol mit Piperacillin/Tazobactam wird empfohlen. Bei Cotrimoxazolresistenz oder –unverträglichkeit kommen in erster Linie Ciprofloxacin oder Ceftazidim in Betracht, ohne dass es hierfür allerdings valide Daten gibt.

15 Verfügbare Antiinfektiva in den Kliniken der Asklepios Kliniken Hamburg GmbH (05/22)

Reserveantibiotika sind mit einem ß gekennzeichnet. Diese können nur als Sonderanforderung (Freigabe durch Chef- oder Oberarzt) bestellt werden.

15.1 Antibiotika (24-h-Dosis = für Erwachsene)

Penicilline

Penicillin G und Oralpenicillin

	Spektrum	24-h-Dosis	NW, Bemerkungen
Penicillin G = Benzylpenicillin	*empfindlich:* Streptokokken, Pneumokken, Meningokokken, Corynebakterien. u.a. grampos. Stäbchen, Spirochäten, Anaerobier	niedrige Dosis: 3–4 x 1–2 Mega i.v. (z.B. Pneumonie) hohe Dosis: 3 x 10 Mega i.v. (z.B. Erysipel)	Anaphylaxie (1:10⁴), Medikamentenfieber, Exantheme, hämolytische Anämie und Krämpfe (nur bei hohen Dosen und schneller i.v.-Inj.), Herxheimer-Reaktion
Penicillin V		3 x 1,5 Mega p.o.	selten interstitielle Nephritis (nur bei i.v.-Gabe), Thrombopenie, Neutropenie;
	nicht empfindlich: Bacteroides fragilis *Cave:* Vereinzelt penicillinresistente Gonokokken und (selten) Pneumokokken		überlegen bei Strepto-, Pneumo- und Meningokokken

Staphylokokkenpenicilline (penicillinasefeste Penicilline)

	Spektrum	24-h-Dosis	NW, Bemerkungen
Flucloxacillin	Staphylokokken	3–6 x 1–2 g i.v. (max. 12 g) 3–4 x 1 g p.o.	Venenreizung bei i.v.-Gabe häufig. GIT-NW (Durchfall), drug-fever, Exanthem, Hb-Abfall, Leukopenie, Transaminasenanstieg, selten Hämaturie, pseudomembranöse Kolitis

Aminopenicilline

	Spektrum	24-h-Dosis	NW, Bemerkungen
Ampicillin	*empfindlich*: grampos. und gramneg. Bakterien, v.a. H. influenzae; Enterokokken, Listerien, teilweise auch E. coli, Proteus mirabilis, Salmonellen, Shigellen, Anaerobier (außer Bacteroides fragilis) *nicht empfindlich*: β-Laktamasebildner	3–4 x 500–1.500 mg i.v. (max. 20 g) Für p.o.-Therapie ist Amoxicillin besser geeignet.	GIT-NW (Übelkeit, Diarrhoe, pseudomembranöse Kolitis), allergische Reaktion, Exanthem, drug-fever, selten GOT ↑. *Bei Überdos.* Nephritis und hämolytische Anämie. *KI:* Infektiöse Mononukleose (Exanthem in 75–100%)
Amoxicillin	s. Ampicillin; aktiver gegen Salmonella Typhi, inaktiv bei Shigellen	3–4 x 1 g p.o.	s. Ampicillin; Amoxicillin wird 2–3-fach besser resorbiert als Ampicillin, deshalb weniger GIT-NW
Amoxicillin + Clavulan-säure	s. Amoxicillin einschließlich β-Laktamasebildner, Anaerobier	3 x 875/125 mg p.o.	s. Ampicillin; häufig pos. Coombs-Test, GIT-NW und Leberenzyme ↑ (in 10%). KI: Infektiöse Mononukleose und lymphatische Leukämie. Bei lebensbedrohlichen Infektionen nicht als Monotherapie! *Cave:* Niereninsuff. (unterschiedliche Pharmakokinetik der Inhaltsstoffe)
Ampicillin + Sulbactam	s. Ampicillin einschließlich β-Laktamasebildner, Anaerobier	3 x 1,5–3,0 g i.v.	s. Ampicillin *KI:* Bei lebensbedrohlichen Infektionen keine Monotherapie!

Acylaminopenicilline (Breitspektrumpenicilline)

	Spektrum	24-h-Dosis	NW, Bemerkungen
Piperacillin + Tazobactam	s. Ampicillin, stärker gegen gramneg. Erreger, z.B. Entero- und Citrobacter; P. aeruginosa, Anaerobier. S. aureus, H. influenzae, E. coli, Bacteroides fragilis	3 x 4,5 g i.v. Perfusor: Initialbolus: 4,5 g 4,5 g/50 ml 6,3 ml/h Zielspiegel: 64–96 mg/l	allergische Reaktion (Exantheme, Urtikaria, drug-fever, selten Anaphylaxie, Eosinophilie). Passagere Neutropenie, Transaminasen ↑, Hypokaliämie, GIT-NW (Übelkeit, Diarrhoe, pseudomembranöse Kolitis) Leberwertanstieg, Blutgerinnungsstörungen

Amidinopenicilline

	Spektrum	24-h-Dosis	NW, Bemerkungen
Pivmecillinam (Prodrug des Mecillinams)	E. coli, Klebsiella spp., Proteus spp., Enterobacter spp.	3 x 400 mg p.o. über 3 Tage	gastrointestinale Beschwerden (Diarrhoe, Übelkeit), vulvovaginale Pilzinfektionen, ösophageale Ulzerationen; cave bei gleichzeitiger Gabe von Valproinsäure

Cephalosporine

Cephalosporine der I. Generation (Basis-Cephalosporin)

	Spektrum	24-h-Dosis	NW, Bemerkungen
Cefazolin	*empfindlich*: grampos. und gramneg. Bakterien (bes. E. coli, Proteus mirabilis, Klebsiella), Anaerobier, gut wirksam bei oxacillin-sensitiven Staphylokokken Einsatz in periop. Prophylaxe möglich. *nicht empfindlich*: Enterokokken, Pseudomonas, Serratia, Proteus vulgaris, Enterob., Acinetobacter, H. influenzae, MRSA, Bacteroides fragilis	3 x 2 g i.v.	Exanthem, Thrombophlebitis, Fieber, Transaminasen ↑, passagere Leukopenie, Thrombozytopenie, GIT-NW, selten Anaphylaxie, pos. Coombstest, Nephrotoxizität → Krea-Kontrolle. Komb. mit Furosemid vermeiden!
Cefaclor	s. Cefazolin, zusätzlich mäßig wirksam gegen H. influenzae	3 x 0,5–1 g p.o.	s. Cefazolin, GIT-NW (26%), selten Arthritis

Cephalosporine der II. Generation (Gruppe 2)

	Spektrum	24-h-Dosis	NW, Bemerkungen
Cefuroxim	*empfindlich:* E. coli, Klebsiella, Proteus, H. influenzae (wirksamer als Cefazolin). Weitgehend β-Laktamase-stabil, *daher meist wirksam bei* Cefazolinresistenten Erregern *nicht empfindlich:* Enterokokken, Pseudomonas, Bacteroides fragilis, MRSA	3 x 1,5 g i.v.	s. Cefazolin *KI:* ZNS-Infektion
Cefuroxim-axetil	s. Cefuroxim	2 x 500 mg p.o.	s. Cefazolin, GIT-NW Die Wirksamkeit der oralen Cephalosporine der II. und III. Generation ist wegen der schlechten oralen Bioverfügbarkeit außer beim HWI sehr eingeschränkt.

Cephalosporine der III. Generation (Gruppe 3a): Breitspektrum-Cephalosporine;
Gruppe 3a = unzureichende Pseudomonaswirksamkeit

	Spektrum	24-h-Dosis	NW, Bemerkungen
Ceftriaxon	*empfindlich:* grampos. Erreger (weniger wirksam als Cefazolin und Cefuroxim), gramneg. Erreger, H. influenzae (wesentlich wirksamer als Cefazolin und Cefuroxim). *Cave:* Bei Enterobacter und Citrobacter häufig Resistenzentwicklung *nicht empfindlich:* Pseudomonas, Enterokokken, Bacteroides fragilis, oxacillinresistente Staphylokokken, Listerien Therapie der Wahl bei Meningitis	1 x 2 g i.v., i.m. (bis 2 x 2 g) loading dose 1 x 4 g i.v.	s. Cefazolin, „sludge" i.d. Galle; lange HWZ → Einmaldosierung,

Oral-Cephalosporine der III. Generation

	Spektrum	24-h-Dosis	NW, Bemerkungen
Cefpodoxim	s. Ceftriaxon; Staphylokokken meist resistent; Harnwegsinfekt durch Ampicillin- bzw. Cotrimoxazol-resistente gramnegative Erreger	2 x 100–200 mg p.o.	GIT-NW, allergische Reaktionen, BB-Veränderungen, Transaminasen ↑, Kopfschmerzen, Schwindel Die Wirksamkeit der oralen Cephalosporine der II. und III. Generation ist wegen der schlechten oralen Bioverfügbarkeit außer beim HWI sehr eingeschränkt.

Cephalosporine der III. Generation (Gruppe 3b)

	Spektrum	24-h-Dosis	NW, Bemerkungen
Ceftazidim	Breitspektrum-Ceph.; gramneg. Erreger, v.a. P. aeruginosa, Proteus und Serratia (sehr gute Wirksamkeit), *wenig aktiv gegen* Staphylokokken, Enterokokken, Bacteroides fragilis, schlecht wirksam gegen Pneumokokken!	3 x 2 g i.v., i.m.	s. Cefazolin. Initialtherapie bei unbekanntem Erreger, bei V.a. P. aeruginosa ggf. in Komb. mit Aminoglykosid. *Bei V.a. Anaerobier* Komb. mit Clindamycin *oder* Metronidazol *bei V.a. Staphylokokken* Komb. mit Flucloxacillin oder Glykopeptid
Ceftazidim+ Avibactam (Zavicefta®) §	gramnegative Erreger, v.a. Enterobakterien, P. aeruginosa	3 x 2,5 g i.v. über 120 min	positiver direkter Coombs-Test, Übelkeit und Diarrhö starke Wirkung gegen gramnegative Problemkeime
Ceftolozan+ Tazobactam (Zerbaxa®) §	gramnegative Erreger, v.a. Enterobakterien, P. aeruginosa	3 x 1,5 g i.v. über 60 min 3 x 3 g bei Pneumonie	Übelkeit, Kopfschmerzen, Obstipation, Diarrhö und Fieber starke Wirkung gegen gramnegative Problemkeime

Cephalosporine der IV. Generation (Gruppe 4)

	Spektrum	24-h-Dosis	NW, Bemerkungen
Cefepim §	s. Ceftazidim; Komb. mit Aminoglykosid sinnvoll	3 x 2 g i.v.	s. Cefazolin; in vitro hohe β-Laktamasestabilität, klinisch mit Ceftazidim vergleichbar

Siderophor-Cephalosporine

	Spektrum	24-h-Dosis	NW, Bemerkungen
Cefiderocol (Fetcroja®) §	gramnegative Erreger, V.a. multiresistente Enterobacterales	3 x 2 g i.v.	Diarrhö, Erbrechen, Übelkeit

Carbapeneme

	Spektrum	24-h-Dosis	NW, Bemerkungen
Meropenem §	*empfindlich:* grampos. und gramneg. Erreger einschließlich Anaerobier (sehr gute Wirkung), ESBL *nicht empfindlich:* S. maltophilia und B. cepacia	3 x 1 g i.v. (max. 3 x 2 g i.v.) Perfusor: Initialbolus: 1 g, 1 g/50 ml 6,3 ml/h Zielspiegel 8–16 mg/l	BB-Veränderungen, allergische Reaktionen, GIT-NW, Transaminasen ↑, AP ↑, Krea ↑, Phlebitis, dosisabhängig Krämpfe, Verwirrtheit *bei V.a. Pseudomonas* Kombination mit Aminoglykosid
Imipenem + Cilastatin + Relebactam (Recarbrio®) §	multiresistente gramnegative Erreger	4 x 1,25 g über 30 min	Diarrhö, erhöhte Alanin-Amino-transferase-Werte und erhöhte Aspartat-Aminotransferase-Werte

Tetrazykline

	Spektrum	24-h-Dosis	NW, Bemerkungen
Doxycyclin	Breitbandantibiotikum *empfindlich:* viele grampos., gramneg. Erreger, Mykoplasmen, Chlamydien, Brucellen, Borrelien, Rickettsien, Leptospiren *nicht empfindlich:* Proteus, P. aeruginosa, Serratia. Hohe Resistenzra-ten bei Staphylokokken und Streptokokken	200 mg p.o., i.v., dann 1 x 100– 200 mg	GIT-NW, Photosensibilisierung, allergische Reaktionen, irreversible Gelbfärbung der Zähne bei Kindern < 9 J., Hirndruck ↑, Harnstoff-N ↑ *bei Überdos:* hepatotoxisch, bei Niereninsuff. einsetzbar *Cave:* Nicht geeignet zur Monothera-pie schwerer Infektionen vor Erregernachweis

Aminoglykoside

	Spektrum	24-h-Dosis	NW, Bemerkungen
Gentamicin	*empfindlich:* Enterobakterien, P. aeruginosa, Staphylokokken *nicht empfindlich:* Enterokokken, Streptokokken, Pneumokokken, S. maltophilia, Anaerobier	1 x 5–7 mg/kg KG i.v. als 30- bis 60-minütige Kurzinfusion	Komb. vorwiegend mit β-Laktam-Antibiotika, Gabe *nach* β-Lactam geringe therapeutische Breite *Drug Monitoring:* Talspiegel *Ziel:* Talspiegel < 1 mg/l bzw. < 10 mg/l (Amikacin) Ototoxizität (häufig irreversibel) und Nephrotox. (meist reversibel) v.a. bei: Talspiegel > 1 mg/l (G, T) *bzw.* > 10 mg/l (Amikacin) Ther. > 10 Tage: Gleichzeitig andere toxische Substanzen, wie Vancomycin, Furosemid, Amphotericin B vermeiden
Tobramycin §	s. Gentamicin, aktiver gegen P. aeruginosa, v.a. in Komb. mit Pseudomonas-Penicillinen und Cephalosporinen	1 x 3–5 mg/kg KG i.v.	
Amikacin §	s. Gentamicin, häufig bei Gentamicinresistenz noch aktiv; Reserveantibiotikum	1 x 15 mg/kg KG i.v.	allergische Reaktionen, neuromuskuläre Blockade

Makrolide

	Spektrum	24-h-Dosis	NW, Bemerkungen
Erythromycin	*empfindlich:* Streptokokken, Pneumokokken, oxacillinsensitive Staphylokokken, *nur mäßig.* Neisserien, Legionellen, Myko- und Ureaplasmen, Chlamydien, Bordetella pertussis, C. diphtheriae, Campylobacter, Borrelien, Treponema pallidum. Enterokokken und H. influenzae *nicht empfindlich:* Enterobakterien, Pseudomonas, S. aureus, Mycoplasma hominis	4 x 500 mg p.o., 3–4 x 500–1.000 mg i.v.	GIT-NW, Phlebitis; sehr selten Allergie, Leberschäden bei Erythromycin-Estolat (cholestatischer Ikterus)

	Spektrum	24-h-Dosis	NW, Bemerkungen
Clarithromycin	s. Erythromycin; zusätzlich Myko-bakterien	2 x 250–500 mg p.o. (nüchtern), 2 x 500 mg i.v.	bessere Resorption als Erythromycin, geringere GIT-NW, verlängerte HWZ; in D 10–15% makrolid-resistente Pneumokokken
Roxithromycin	s. Erythromycin	2 x 150 mg p.o.	Durchfall, Übelkeit, Brechreiz, Erbrechen, Magenschmerzen

Chinolone*

	Spektrum	24-h-Dosis	NW, Bemerkungen
Ciprofloxacin	v.a. Erreger von Harnwegsinfekten inkl. Pseudomonas, aber Schwäche bei Enterokokken; auch multiresistente Erreger v.a. Enterobakterien, zusätzlich H. influenzae, Neisserien, Chlamydien, Mykoplasmen, Legionellen, Mykobakterien, wirksamstes Chinolon gegen P. aeruginosa, *in vitro schlecht wirksam gegen S. aureus*	2 x 500–750 mg p.o. 2–3 x 400 mg i.v.	GIT-NW, allergische Reaktionen, ZNS-Störungen: Schwindel, Harnwegsinfekte, Kopfschmerzen, Krämpfe, psychotische Reaktionen, selten Leukopenie ZNS-Störungen (in ~1%) *Reserveantibiotikum* z.B. für komplizierte Harnwegsinfekte, Prostatitis, Infektionen durch multiresistente gramneg. Erreger *Cave:* Resistenzentwicklung! Theophyllinspiegel ↑
Moxifloxacin	Erreger von Atemwegsinfektionen, bei V.a. Pneumonie durch penicillinresisten-te Pneumokokken, Legionellen, Mykoplasmen, Chlamydien und Anaerobier (gegenüber Ciprofloxacin erweitertes Spektrum)	1 x 400 mg p.o. 1 x 400 mg i.v. über mind. 60 min.	QT-Zeit ↑, GIT-NW, psychotische Reaktionen, Theophyllinspiegel ↑, keine Dosisreduktion bei Niereninsuff.

---

*   Keine Anwendung in Schwangerschaft, Stillzeit und bei Kindern in der Wachstumsphase (Gefahr von Knorpelschäden).

Glyko- und Lipopeptide

	Spektrum	24-h-Dosis	NW, Bemerkungen
Vancomycin	*empfindlich*: alle grampos. Erreger einschließlich oxacillinresistente Staphylokokken, Enterococcus faecium, C. jeikeium, C. difficile (Oraltherapie der pseudomembranösen Kolitis). *nicht empfindlich*: gramneg. Erreger	einmalige Initialdosis: 40–60 kg KG 1.500 mg 60–90 kg KG 2.000 mg > 90 kg KG 2.000 mg 2.500 mg (nur bei Endokarditis) Erhaltungsdosis: 2 x 15 mg/kg KG Bei pseudomembranöser Kolitis 4 x 125–250 mg p.o. für 10 Tage	Exanthem, Phlebitis, BB-Veränderungen, Nephro- und Ototoxizität Red-man-Syndrom (bei zu schneller Infusion) => 60 min *Drugmonitoring:* Talspiegel 15–20 mg/l, Bergspiegel 30–40 mg/l bei Perfusorgabe > 20 mg/l
Teicoplanin §	s. Vancomycin, weniger aktiv gegen S. haemolyticus, aktiver gegen Enterokokken	2 x 800 mg für 3-5 Gaben i.v., dann 1 x 800 mg i.v.	s. Vancomycin, zusätzlich passager Transaminasen ↑ und AP ↑. Talspiegel 15–20 mg/l (Endokarditis –40mg/l)
Daptomycin §	s. Vancomycin	1 x 4–6 (–10) mg/ kg KG	Exanthem, Pilzinfektionen, Kopfschmerzen, Leberenzymanstieg

Andere Antibiotika und Chemotherapeutika

	Spektrum	24-h-Dosis	NW, Bemerkungen
Colistin §	ausschließlich gramnegative Erreger: P. aeruginosa, E. coli, A. baumannii	Loadingdose 9–12 Mio IE 3 x 3 Mio IE i.v. 2 x 1 Mio IE inhalativ	*inhalativ:* Bronchospasmus *i.v.:* neuro- und nephrotoxisch, allergische Reaktionen
Clindamycin	Anaerobier, Pneumokokken, Streptokokken, oxacillin-sensitive Staphylokokken	4 x 300 mg bis 3 x 600 mg p.o. 3–4 x 600 mg i.v. (max. 4 x 1,2 g i.v.)	GIT-NW, v.a. Durchfall, selten pseudomembranöse Kolitis, hepatotoxische und allergische Reaktionen

15 Verfügbare Antiinfektiva in den Kliniken der Asklepios Kliniken Hamburg GmbH (05/22)

	Spektrum	24-h-Dosis	NW, Bemerkungen
Cotrimoxazol (Trimethoprim/ Sulfamethoxazol)	Sulfonamidkomb. *empfindlich:* gute Wirksamkeit bei Salmonellen, Shigellen, anderen Enterobakterien, S. maltophilia, B. cepacia, Listerien, Nokardien, Pneumocystis	2 x 960 mg i.v. 2 x 960 mg p.o. (pro Tabl. 160 mg TMP/800 mg SMZ) *Pneumocystispneumonie* 20/100 mg/kg KG in 4 Dosen i.v. / p.o. SEQ möglich	allergische Reaktionen (häufig Exanthem, selten Stevens-Johnson Sy.), GIT-NW, selten reversible KM-Depression. Krea ↑!
Fosfomycin §	Staphylokokken und andere grampositive Kokken, H. influenzae, Enterobakterien	3 x 5 g i.v. (max. 3 x 8 g i.v.)	Exanthem, GIT-NW, Phlebitis, AP ↑, GOT ↑, GPT ↑, hoher Na⁺-Gehalt
Fosfomycin-Trometamol	übliche Erreger von Harnwegsinfektionen (E. coli, K. pneumoniae, P. mirabilis)	Einmalgabe 1 x 8 g p.o. (entspricht 3 g Fosfomycin)	Kopfschmerzen, Schwindel, Diarrhoe, Nausea, Asthenie Vorsicht bei Zuckerunverträglichkeit
Linezolid §	Grampos. Erreger, inkl. MRSA, MRSE und VRE	2 x 600 mg p.o./i.v.	GIT-NW, Kopfschmerzen, BB-Veränderungen, Thrombopenie (→ ab 14 Tage Therapie wöchentlich BB!). max. 28 Tage *WW:* MAO-Hemmer, serotoninhaltige Lebensmittel
Metronidazol	Anaerobier, Gardnerella, Helicobacter Entamoeba histolytica Giardia lamblia Trichomonas vaginalis	3 x 500 mg i.v. 3 x 400 mg p.o.	GIT-NW, periphere Neuropathie, Alkoholintoleranz
Nitrofurantoin	E. coli Enterococcus faecalis S. saprophyticus	2 x 100 mg p.o. retard	*Cave:* KI bei GFR< 50 ml/min GI-NW, allergische Hautreaktionen, Polyneuropathien, Lungenreaktionen
Rifampicin	Mykobakterien, Staphylokokken Streptokokken, H. influenzae, Meningokokken; Brucella, Chlamydien, Legionellen	Tuberkulose: 1 x 10 mg/kg KG i.v. 1 x 600 mg p.o. Staphylokokken: 2 x 450–600 mg p.o./i.v.	Transaminasen ↑, BB-Veränderungen, GIT-NW, selten allergische Reaktionen, ZNS-Störungen, viele WW. Häufig Resistenzentwicklung → nur in Komb.
Tigecyclin §	weites Spektrum an grampositiven und gramnegativen Erregern, inkl. MRSA, ESBL. *nicht empfindlich:* P. aeruginosa	2 x 50 (–100) mg i.v. *initial:* 1 x 100 (–200) mg i.v.	passagere Übelkeit und Erbrechen, Diarrhöen, verlängerte aPTT und PT

Anaerobes Spektrum von Antibiotika und Chemotherapeutika

Spektrum	Antibiotika, Chemotherapeutika
unwirksam gegen Anaerobier	Aminoglykoside, Chinolone (Ausnahmen: Moxifloxacin), Cotrimoxazol
wirksam gegen Anaerobier außer Bacteroides fragilis (z.B. Oropharynx)	Penicillin G und V, Aminopenicilline, Ureido-(Breitspektrum-)Penicilline, Cephalosporine
wirksam gegen Anaerobier einschließlich Bacteroides fragilis (z.b. Abdomen)	Penicilline in Komb. mit β-Laktamasehemmern, Meropenem, Clindamycin, Metronidazol. Reserveantibiotika: Chloramphenicol; Fluorchinolon IV
wirksam gegen C. difficile (pseudo-membranöse Kolitis)	Metronidazol, Vancomycin (Oraltherapie), Rifaximin, alternativ Fidaxomicin (extrem teuer)

15.2 Antimykotika

Azole

	Spektrum, Indikation	24-h-Dosis	NW, Bemerkungen
Clotrimazol	Candida, Dermatophyten, Schimmelpilze, dimorphe Pilze	meist lokale Anwendung	GIT-NW
Fluconazol	*empfindlich:* Candida spp. (außer C. glabrata und C. krusei), Cryptococcus (Prophylaxe) *nicht empfindlich:* Aspergillus	1 x 50–400 mg p.o. 1 x 100–800 mg i.v.	gut verträglich, zahlreiche *WW:* mit Med., die über CYP2C9 und CYP3A4 verstoffwechselt werden! *KI:* Astemizol
Itraconazol	Candida (oropharyngeal, ösophageal, systemisch), Aspergillus, Histoplasma, Cryptococcus, (Para-)Coccidioides	1–2 x 200 mg p.o.	GIT-NW, Allergie. *WW:* s. Fluconazol *Cave:* PPI und Säureblocker beeinträchtigen die Resorption!
Ketoconazol	Candida (außer C. krusei, C. glabrata), (Para-)Coccidioides, Histoplasma, Dermatophyten	meist lokale Anwendung	Übelkeit, Exanthem, Hepatitis (ggf. Leberwerte überwachen), Impotenz, Gynäkomastie (NNR-Insuff.) keine Liquorgängigkeit *WW:* s. Fluconazol

	Spektrum, Indikation	24-h-Dosis	NW, Bemerkungen
Posaconazol	Aspergillus, Fusarium spp., Coccidioides, Candida (oropharyngeal)	am 1. Tag 2 x 300 mg p.o./i.v. dann 1 x 300 mg p.o./i.v.	Übelkeit, Erbrechen, Diarrhoe, Fieber *WW:* s. Fluconazol *KI:* z.B. Simvastatin!
Voriconazol	Fluconazol-resistente Candida, Cryptococcus, Fusarium spp., Aspergillose, Therapie der Wahl bei neutropenischem Fieber	am 1. Tag 2 x 6 mg/kg KG i.v., dann 2 x 4 mg/kg KG i.v. am 1. Tag 2 x 400 mg p.o. dann 2 x 200 mg p.o.	GIT-NW, Sehstörungen, Photophobie, 15% Transaminasen ↑, *WW:* s. Fluconazol *KI:* z.B. Carbamazepin, Sirolimus, Astemizol, Chinidin

Polyene

	Spektrum, Indikation	24-h-Dosis	NW, Bemerkungen
Liposomales Amphotericin B (Ambisome®)	Candida albicans, Cryptococcus, Aspergillus, biphasische Pilze, Leishmania donovani	1 x 3–5 mg/kg KG Mukormykosen: 1 x 5–10 mg/kg KG	wesentlich weniger NW als konventionelles Amphotericin B, aber sehr teuer. *KI:* schwere Leber- oder Nierenfunktionsschäden

Echinocandine

	Spektrum, Indikation	24-h-Dosis	NW, Bemerkungen
Anidulafungin	Candida spp.	initial 200 mg i.v., dann 1 x 100 mg i.v.	Hautrötung. Leberfunktionsstörung, keine Anwendung bei neutropenischen Patienten
Caspofungin	*Empfindlich:* Amphotericin-/ azolresistente Candida und Aspergillus *nicht empfindlich:* Cryptococcus!	*initial* 70 mg i.v., dann 50 mg i.v. > 80 kg: 1 x 70 mg i.v.	besser verträglich als Amphotericin. *NW:* Fieber, lokale Venenreizung, Cephalgie, Transaminasen ↑. Keine Dosisreduktion bei Niereninsuff. *WW:* Ciclosporin

Andere Antimykotika

	Spektrum, Indikation	24-h-Dosis	NW, Bemerkungen
Nystatin	Candida spp.	*lokal* 4 x 500.000–1.000.000 IE p.o.	*GIT-NW:* Allergie

15.3 Virustatika (außer antiretrovirale Substanzen)

15.3.1 Therapie der Herpesviridae

	Spektrum, Indikation	24-h-Dosis	NW, Bemerkungen
Aciclovir	HSV1, HSV2, VZV, systemisch relativ gut verträglich	Salbe und Tropfen 5 x tägl. p.o.: 5 x 200–800 mg i.v.: 3 x 5–10 mg/kg KG	Krea ↑, Leberenzyme ↑, Exanthem, *cave:* neuropsychiatrische Symptome. Dosisreduktion bei Niereninsuff. Venenreizung (bei i.v.-Gabe). Kein Effekt bei postherpetischen Schmerzen
Brivudin (Zostex®)	Varicella-Zoster-Virus	1 x 125 mg p.o.	Übelkeit nicht zusammen mit MTX

15.3.2 Therapie des Zytomegalievirus (CMV)

	Spektrum, Indikation	24-h-Dosis	NW, Bemerkungen
Foscarnet	CMV-Infektionen, aciclovirresistente HSV-Infektion, ggf. EBV, VZV, HHV-6, HHV-8	2 x 90 mg/kg KG über 1 h i.v.	Nausea, Emesis → langsam infundieren, Ca2+ ↑, PO43-↑, Phlebitis, Fieber; ZNS-Symptome, nephrotoxisch → Kreatinin-Kontrollen. Volumen- und Natriumzufuhr!
Ganciclovir	CMV (bei Immunsuppression), z.B. Transplantation, AIDS	2 x 5 mg/kg KG i.v.	KM-Depression → BB-Kontrolle, GIT-NW, Leberenzyme ↑, ZNS-Störungen, teratogen
Valganciclovir	CMV (nur Retinits)	2 x 900 mg p.o. über 21 d *Erhaltungsther.* 1 x 900 mg	s. Ganciclovir, Diarrhoen häufiger

15.3.3 Andere Virustatika

	Spektrum, Indikation	24-h-Dosis	NW, Bemerkungen
Entecavir	Hepatitis-B-Virus	1 x 0,5 mg p.o.	Kopfschmerzen, GIT-NW, Somnolenz, Erschöpfung
Lamivudin	Hepatitis-B-Virus	1 x 100 mg p.o.	Leberenzymerhöhung, Resistenzentwicklung (10–32% nach 1 Jahr, bis 70% nach 4 Jahren)
Tenofovir	Hepatitis-B-Virus	1 x 245 mg p.o.	Magen-Darm-Beschwerden, Kopfschmerzen, ALT-Erhöhung

15.4 Tuberkulostatika

	Spektrum, Indikation	Dosis (Dosisbereich)	24-h-Dosis	NW, Bemerkungen
		mg/kg KG	Minimal- und Maximaldosis (mg)	
Rifampicin	Infektion mit M. tuberculosis	10 (8–12)	450/600	Einnahme nüchtern, Hepatotoxizität, Myelotoxizität und Hämolyse, Niereninsuffizienz
Isoniazid	Infektion mit M. tuberculosis	5 (4–6)	200/300	immer in Kombination mit 50 mg Pyridoxin (Vitamin B6) aufgrund Gefahr Polyneuropathie Einnahme nüchtern, Hepatotoxizität, senkt zerebrale Anfallsbereitschaft
Pyrazinamid	Infektion mit M. tuberculosis	25 (20–30)	1500/2500	Einnahme nüchtern, Hepatotoxizität kutane NW, Hyperurikämie, Arthralgien
Ethambutol	Infektion mit M. tuberculosis	15 (15–20)	800/1600	Retrobulbäre Neuritis (vor Beginn der Therapie Farbsehtest durchführen, idealerweise augenärztliche Vorstellung)

16 Empfehlungen zur *(Höchst-)*Dosierung bei Niereninsuffizienz und Hämodialyse

Diese Empfehlungen geben einen Anhaltspunkt. Jeder Fall muss durch den behandelnden Arzt individuell beurteilt werden. Die Daten beruhen u.a. auf dem Renal Drug Handbook, dem Sanford Guide to Antimicrobial Therapy und der „Wiener Liste". Hilfestellung liefert auch dosing.de. Wegen der großen Vielfalt der unterschiedlichen Hämofiltrationsverfahren können hierzu keine allgemeinen Angaben zur Dosierung gemacht werden.

Bei eingeschränkter Nierenfunktion sollte Folgendes beachtet werden:

- Stadium der Nierenfunktionseinschränkung feststellen (abhängig von der GFR – diese wird vom Labor zu jedem bestimmten Serumkreatinin berechnet)
- Akute oder chronische Niereninsuffizienz? Verlauf kontrollieren!
- nephrotoxische Wirkstoffe vermeiden
- **Initialdosis wie beim Nierengesunden**
- Erhaltungsdosis gemäß der Proportionalitätsregel nach Dettli entweder in
  - reduzierter Dosis oder mit
  - verlängertem Dosierungsintervall

Therapeutisches Drug Monitoring wird insbesondere empfohlen bei der Gabe von Gentamicin, Vancomycin, Teicoplanin, Tobramycin und Amikacin.

	Höchstdosis bei normaler Nierenfunktion	Niereninsuffizienz	Hämodialyse (HD) Gabe nach HD
Aciclovir p.o.	5 x 800 mg (Flüssigkeit!)	GFR 10-25 ml/min: 3 x 800 mg GFR < 10 ml/min: 2 x 800 mg	Anwendung i.v.
Aciclovir i.v.	3 x 10 mg/kg KG	GFR 25-50 ml/min: 2 x 10 mg/kg KG GFR 10-25 ml/min: 1 x 10 mg/kg KG GFR < 10 ml/min: 1 x 5 mg/kg KG	1 x 5 mg/kg KG
Amikacin i.v.	1 x 15-20 mg/kg KG Ziel: Talspiegel < 5 mg/l	GFR 30-50 ml/min: 1 x 7,5 mg/kg KG GFR 10-30 ml/min: 1 x 4 mg/kg KG GFR < 10 ml/min: 1 x 4 mg/kg KG alle 48 h	1 x 4 mg/kg KG nur an Dialysetagen nach der Dialyse
Amoxicillin p.o.	4 x 1 g	GFR 10-50 ml/min: normale Dosis GFR < 10 ml/min: 2 x 500 mg	1 x 500-1.000 mg
Amoxicillin/ Clavulansäure p.o.	3 x 875/125 mg	GFR < 30 ml/min: 2 x 875/125 mg	2 x 875/125 mg
Amphotericin B liposomal	1 x 3-10 mg/kg KG	normale Dosierung	normale Dosierung
Ampicillin i.v.	4 x 4 g Meningitisdosis	GFR 10-20 ml/min: 4 x 2 g GFR < 10 ml/min: 2 x 2 g	2 x 2 g
Ampicillin/ Sulbactam i.v.	3-4 x 3 g	GFR 10-30 ml/min: 2 x 3 g GFR < 10 ml/min: 1 x 3 g	1 x 3 g
Caspofungin i.v.	initial 1 x 70 mg, dann 1 x 50-70 mg	normale Dosierung	normale Dosierung
Cefazolin i.v.	3 x 2 g	GFR 10-50 ml/min: 2 x 2 g GFR < 10 ml/min: 1 x 2 g	1 x 2 g nur an Dialysetagen nach der Dialyse

	Höchstdosis bei normaler Nierenfunktion	Niereninsuffizienz	Hämodialyse (HD) Gabe nach HD
Cefepim i.v.	3 x 2 g	GFR 30–50 ml/min: 2 x 2 g GFR 10–30 ml/min: 2 x 1 g GFR < 10 ml/min: 1 x 1 g	1 x 1 g
Cefpodoxim p.o.	2 x 200 mg	GFR 10–40 ml/min: 2 x 100 mg GFR < 10 ml/min: 1 x 100 mg	Startdosis 1 x 200 mg nur nach Dialyse 200 mg
Ceftazidim i.v.	3 x 2 g	GFR 30–50 ml/min: 2 x 2 g GFR 10–30 ml/min: 1 x 2 g GFR < 10 ml/min: 1 x 1 g	1 x 1 g
Ceftriaxon i.v.	1 x 2 g (Standard) 2 x 2 g (Meningitis)	GFR < 10 ml/min· max. 1 x 2 g	1 x 2 g
Cefuroxim i.v.	3 x 1,5 g	GFR 10–20 ml/min: 2 x 1,5 g GFR < 10 ml/min: 1 x 1,5 g	1 x 1,5 g
Cefuroximaxetil p.o.	2 x 500 mg	normale Dosierung	normale Dosierung
Ciprofloxacin p.o.	2 x 750 mg	GFR 30–50 ml/min: 2 x 500 mg GFR < 30 ml/min: 1 x 500 mg	1 x 500 mg
Ciprofloxacin i.v.	3 x 400 mg	GFR 30–50 ml/min: 2 x 400 mg GFR < 30ml/min: 1 x 400 mg	1 x 400 mg
Clarithromycin p.o./i.v.	2 x 500 mg	GFR < 30 ml/min: 2 x 250 mg	2 x 250 mg
Clindamycin p.o.	3 x 600 mg	normale Dosierung	normale Dosierung
Clindamycin i.v.	4 x 600 mg (bis 4 x 1,2 g)	4 x 600 mg	4 x 600 mg
Colistin i.v.	3 x 3 Mio IE loading dose 9 Mio IE	GFR 30–50 ml/min: 2 x 3 Mio IE GFR 10–30 ml/min: 2 x 2 Mio IE GFR < 10 ml/min: 1 x 3 Mio IE	Nicht-Dialysetag: 2 x 1 Mio IE Dialysetag: 3 Mio IE nach HD
Cotrimoxazol p.o./i.v.	2–3 x 960 mg	GFR 15–30 ml/min: 2 x 480 mg GFR < 15 ml/min: Anwendung vermeiden	2 x 480 mg

	Höchstdosis bei normaler Nierenfunktion	Niereninsuffizienz	Hämodialyse (HD) Gabe nach HD
Daptomycin i.v.	1 x 6–12 mg/kg KG	GFR < 30 ml/min: 4–6 mg/kg KG alle 48 h	alle 48 h
Doxycyclin p.o./i.v.	1 x 200 mg	normale Dosierung	normale Dosierung
Erythromycin i.v.	3 x 1 g	GFR < 30 ml/min: 2 x 1 g	2 x 1 g
Fidaxomicin p.o.	2 x 200 mg	normale Dosierung	normale Dosierung
Flucloxacillin i.v.	6 x 2 g	10–50 ml/min: 3–4 x 2 g GFR < 10 ml/min: 4 x 1 g	2 x 2 g
Fluconazol p.o./i.v.	1 x 400 mg p.o. 1 x 800 mg i.v.	GFR 10-50 ml/min: 50% alle 24 h GFR < 10 ml/min: 50% alle 48 h	Dialysetag: 100% nach HD, Nicht-Dialysetag: 50%
Fosfomycin i.v.	3 x 8 g	GFR 30–40 ml/min: 3 x 5 g GFR 10–30 ml/min: 3 x 3 g GFR < 10 ml/min: 1 x 5 g	Startdosis 1 x 5 g nur nach Dialyse 2–4 g
Gentamicin i.v.	1 x 5–7 mg/kg KG Ziel: Talspiegel < 1 mg/l	GFR 30–70 ml/min: 1 x 3–5 mg/kg KG GFR 10–30 ml/min: 1 x 2–3 mg/kg KG GFR < 10 ml/min: 1 x 2 mg/kg KG alle 48 h	1 x 2 mg/kg KG nur an Dialysetagen nach der Dialyse
Linezolid p.o./i.v.	2 x 600 mg	normale Dosierung	normale Dosierung
Meropenem i.v.	3 x 1 g 3 x 2 g (Meningitis)	GFR 30–50 ml/min: 2 x 1 g bzw. 2 x 2 g GFR 10–30 ml/min: 2 x 500 mg bzw. 2 x 1 g GFR < 10 ml/min: 1 x 500 mg bzw. 1 x 1 g	1 x 1 g bzw. 2 x 1 g
Metronidazol p.o.	3 x 400 mg	normale Dosierung	normale Dosierung
Metronidazol i.v.	3 x 500 mg	normale Dosierung	normale Dosierung
Moxifloxacin p.o./i.v.	1 x 400 mg	normale Dosierung	normale Dosierung
Nitrofurantoin p.o.	3 x 100 mg	GFR < 50 ml/min: keine Anwendung, da im Urin keine ausreichenden Konzentrationen erreicht werden	
Penicillin V p.o.	4 x 1,5 Mega	normale Dosierung	normale Dosierung

	Höchstdosis bei normaler Nierenfunktion	Niereninsuffizienz	Hämodialyse (HD) Gabe nach HD
Penicillin G i.v.	3 x 10 Mega	GFR 10–50 ml/min: 3 x 5 Mega GFR < 10 ml/min: 2 x 5 Mega	2 x 5 Mega
Piperacillin/ Tazobactam i.v.	4 x 4,5 g	GFR 20–40 ml/min: 3 x 4,5 g GFR < 20 ml/min: 2 x 4,5 g	2 x 4,5 g
Pivmecillinam p.o.	3 x 400 mg (über 3 Tage)	normale Dosierung	normale Dosierung
Posaconazol p.o./i.v.	1 x 300 mg	normale Dosierung	normale Dosierung
Rifampicin p.o./i.v.	2 x 450–600 mg inf. TEP, Endokarditis	normale Dosierung	normale Dosierung
Teicoplanin i.v.	2 x 800 mg für 3–5 Gaben, dann 1 x 800 mg	3–4 Tage normale Dosis, dann GFR 30–80 ml/min: 1 x 800 mg alle 2 Tage GFR< 30ml/min: 1 x 800 mg alle 3 Tage (TDM!)	3–4 Tage normale Dosis, dann 1 x 800 mg alle 3 Tage
Tigycyclin i.v.	2 x 50 mg	normale Dosierung	normale Dosierung
Tobramycin i.v.	1 x 5–7 mg/kg KG Ziel: Talspiegel < 1 mg/l	GFR 30–70 ml/min: 1 x 3–5 mg/kg KG GFR 10–30 ml/min: 1 x 2–3 mg/kg KG GFR < 10 ml/min: 1 x 2 mg/kg KG alle 48 h	1 x 2 mg/kg KG nur an Dialysetagen nach der Dialyse
Vancomycin i.v.	2 x 20 mg/kg KG	s. Kap. 16.1	
Voriconazol p.o.	initial 2 x 400 mg, dann 2 x 200 mg	normale Dosierung	normale Dosierung
Voriconazol i.v.	initial 2 x 4 mg/kg KG dann 2 x 6 mg/kg KG	normale Dosierung	normale Dosierung

Literatur

Fachinformation des pharmazeutischen Unternehmers gemäß §11a AMG

Ashley C (Hrsg.) (2018) Renal Drug Handbook. 5. Aufl. Taylor & Francis Ltd London

Haefeli WE (2020) DOSING. Informationen zur Arzneimittel-Anwendung & -Sicherheit.
   URL: dosing.de (abgerufen am 02.05.2022)

16.1 Therapiehinweise zu Vancomycin

Applikation	Indikation	Vorsicht!	Monitoring
parenteral	■ Endokarditis ■ Infektionen der Knochen und Gelenke ■ Pneumonie ■ Sepsis ■ Weichteilinfektionen	**Keine Oralisierung** möglich!	■ Talspiegelbestimmung am 2. Tag: Blutentnahme unmittelbar **vor** der nächsten Gabe, danach ggf. Dosis- oder Intervallanpassung ■ Probenmaterial: Serum in **weißer** Monovette ■ Spiegelbestimmung bei hämodynamisch stabilen Patienten 1x pro Woche, sonst täglich ■ bei Therapiedauer > 7 Tage: Blutbild wegen Neutropenie-Risiko Talspiegel[1,2]: 15–20 mg/l, Spiegel bei Dauerinfusion: 20–25 mg/l

Dosierung: Erwachsene und Kinder ab 12 Jahren

Startdosis[1,2]	Erhaltungsdosis bei normaler Nierenfunktion[1,2]	Dosisanpassung bei eingeschränkter Nierenfunktion
40–60 kg KG 1.500 mg 60–90 kg KG 2.000 mg > 90 kg KG 2.000 mg 2.500 mg (nur Endokarditits)	30–40 mg/kg KG/d verteilt auf 2–4 Gaben	Tagesdosis in 1–4 Gaben → siehe Tabelle

Kreatinin-Clearance bis [ml/min]	größer 90	90	80	70	60	50	40	30	20	10
Vancomycin-Folgedosis	100 %	90 %	80 %	70 %	60 %	50 %	40 %	30 %	20 %	10 %

[1] Rybak M, Lomaestro B, Rotschafer JC, et al: Therapeutic monitoring of vancomycin in adult patients: A consensus review of the American Society of Health-System Pharmacists, the Infectious Diseases Society of America, and the Society of Infectious Diseases Pharmacists. Am J Health Syst Pharm 2009; 66(1):82-98.
[2] Liu C, Bayer A, Cosgrove SE, et al: Clinical practice guidelines by the infectious diseases society of america for the treatment of methicillin-resistant Staphylococcus aureus infections in adults and children. Clin Infect Dis 2011; 52(3):e18-e55.

Unerwünschte Arzneimittelwirkungen bei parenteraler Applikation

		Zu beachten bei Infusion!
Nephrotoxisch (reversibel nach Absetzen)	besonders bei hohen Vancomycin-Dosen Vorsicht bei Kombination mit Aminoglykosiden! Vorsicht bei eingeschränkter Nierenfunktion! → Spiegelbestimmung und Dosisanpassung	**Ausreichende Verdünnung** ■ mindestens 100 ml pro 0,5 g bzw. mindestens 200 ml pro 1 g **Patienten mit eingeschränkter Flüssigkeitsaufnahme** ■ 0,5 g/50 ml bzw. 1,0 g/100 ml
Ototoxisch (irreversibel)	besonders bei bestehender Schädigung des Gehörs Vorsicht bei Vancomycin-Spiegeln über 80mg/l → Spiegelbestimmung und Dosisanpassung	**Infusionsgeschwindigkeit** ■ nicht mehr als 10 mg/min ■ Einzeldosen von 600 mg über mindestens 60 Minuten!
„red-men-syndrom" = Erythrodermie	bei Infusionszeit < 60 Minuten, zusätzlich können Schmerzen und Thrombophlebitis auftreten	

Sonstige Indikation:
Staphylokokken-Enterokolitis und Pseudomembranöse Enterokolitis durch C. difficile

Orale Applikation!	Dosierung:	Parenterale Applikation ist bei dieser Indikation unwirksam!
	4 x 125 mg pro Tag (Pulver aus der Durchstechflasche kann zur Herstellung einer Lösung zum Einnehmen verwendet werden, zugelassen gemäß Fachinfo: 500 mg in 30 ml Wasser)	Keine Spiegelbestimmung möglich!

17 Antiinfektiva in der Schwangerschaft (Positivliste)

Gute Informationen zur Verträglichkeit von Arzneimitteln in Schwangerschaft und Stillzeit bietet das Pharmakovigilanz- und Beratungszentrums für Embryonaltoxikologie der Charité – Universitätsmedizin Berlin auf der Webseite embryotox.de.

Arzneimittel	1.–12. SSW	13.–39. SSW	Um die Geburt	Stillperiode
Aciclovir	+	+	+	+
Aminoglykosidantibiotika	–	–	–	(+)
Amoxicillin + Clavulansäure	+	+	+	+
Amphotericin B (systemisch)	–	(–)	(–)	(+)
Ampicillin + Sulbactam	+	+	+	+
Ampicillin	+	+	+	+
Cephalosporine	+	+	+	+
Ciprofloxacin (2. Wahl)	(+)	(+)	(+)	(+)
Clarithromycin	(+)	+	+	(+)
Clindamycin (Reserve)	(+)	(+)	(+)	(–)
Clotrimazol	(+)	+	+	+
Cotrimoxazol (2. Wahl)	(+)	(+)	(+)	*
Daptomycin	(–)	(–)	(–)	–

Arzneimittel	1.–12. SSW	13.–39. SSW	Um die Geburt	Stillperiode
Doxycyclin	(+)	–	–	(+)
Erythromycin	(+)	+	+	+
Flucloxacillin	+	+	+	+
Fosfomycin (2. Wahl)	(+)	(+)	(+)	+
Nystatin	+	+	+	+
Meropenem	(+)	(+)	(+)	(+)
Metronidazol	(+)	(+)	(+)	(+)
Moxifloxacin (Reserve)	(+)	(+)	(+)	(+)
Nitrofurantoin	(+)	(–)	(–)	(+)
Penicillin G + V	+	+	+	+
Piperacillin + Tazobactam	+	+	+	+
Pivmecillinam	+	+	+	+
Rifampicin (bei Tbc)	+	+	+	+

+ ohne Bedenken indikationsgerecht zu verordnen
(+) bei strenger Indikationsstellung anzuwenden
(–) Verordnung nur im Ausnahmefall
– nicht empfohlen oder kontraindiziert (ggf. Stillpause)
* nicht in den ersten vier Wochen

18 Tagestherapiekosten Antibiotika/Antimykotika

Penicilline

Wirkstoff	Normdosen		TTK
Penicillin V	3 x 1,5 Mega	oral, fest	< 1 €
	3 x 1,5 Mega	oral, liquid	< 1 €
Penicillin G	4 x 1 Mega	i.v.	2–5 €
(Benzylpenicillin)	4 x 5 Mega	i.v.	5–10 €
	3 x 10 Mega	i.v.	10–20 €
Flucloxacillin	3 x 1 g	oral, fest	1–2 €
	6 x 2 g	i.v.	10–20 €
Amoxicillin	3 x 1 g	oral, fest	< 1 €
	3 x 1 g	oral, liquid	< 1 €
Ampicillin	3 x 1 g	i.v.	2–5 €
	3 x 2 g	i.v.	5–10 €
	6 x 2 g	i.v.	10–20 €
Amoxicillin +	2 x 875/125 mg	oral, fest	< 1 €
Clavulansäure	3 x 625 mg	oral, liquid	2–5 €
Ampicillin comp	3 x 1,5 g	i.v.	2–5 €
(Ampicillin + Sulbactam)	3 x 3,0 g	i.v.	5–10 €
Piperacillin + Tazobactam	3 x 4,5 g	i.v.	5–10 €
Pivmecillinam	3 x 400 mg	p.o.	2–5 €

Cephalosporine

Handelsname	Normdosen		TTK
Cefaclor	3 x 500 mg	oral, fest	1–2 €
	3 x 500 mg	oral, liquid	1–2 €
Cefazolin	3 x 2 g	i.v.	2–5 €
Cefuroxim	2 x 500 mg	oral, fest	< 1 €
	2 x 500 mg	oral, liquid	1–2 €
	3 x 1,5 g	i.v.	2–5 €
Ceftriaxon	1 x 2 g	i.v.	< 1 €
Ceftazidim	3 x 2 g	i.v.	5–10 €
Cefpodoxim	2 x 100 mg	oral, fest	< 1 €
	2 x 200 mg	oral, fest	< 1 €
Cefepim	3 x 2 g	i.v.	20–50 €
Ceftolozan + Tazobactam	3 x 1,5 g	i.v.	300–350 €
Ceftazidim + Avibactam	3 x 2,5 g	i.v.	400–500 €
Cefiderocol	3 x 2 g	i.v.	> 1.000 €

Carbapeneme

Handelsname	Normdosen		TTK
Meropenem	3 x 1 g	i.v.	5–10 €
	3 x 2 g	i.v.	10–20 €
Imipenem + Cilastatin + Relebactam	3 x 1,25 g	i.v.	> 1.000€

Aminoglykoside

Handelsname	Normdosen		TTK
Gentamicin	320 mg	i.v.	1–2 €
Tobramycin	320 mg	i.v.	20–50 €
Amikacin	1.000 mg	i.v.	20–50 €

Makrolide

Handelsname	Normdosen		TTK
Clarithromycin	2 x 500 mg	oral, fest	< 1 €
	2 x 500 mg	oral, liquid	< 1 €
	2 x 500 mg	i.v.	2–5 €
Erythromycin	4 x 500 mg	oral, liquid	2–5 €
	3 x 1 g	i.v.	10–20 €

Chinolone

Handelsname	Normdosen		TTK
Ciprofloxacin	2 x 500 mg	oral, fest	< 1 €
	2 x 750 mg	oral, fest	< 1 €
	2 x 500 mg	oral, liquid	5–10 €
	2 x 400 mg	i.v.	2–5 €
Moxifloxacin	1 x 400 mg	oral, fest	< 1 €
	1 x 400 mg	i.v.	2–5 €

Glyco- u. Lipopeptide

Handelsname	Normdosen		TTK
Vancomycin	4 x 500 mg	i.v.	2–5 €
	2 x 1 g		2–5 €
Teicoplanin	1 x 800 mg	i.v.	20–50 €
Daptomycin	1 x 350 mg	i.v.	20–50 €
	1 x 500 mg	i.v.	20–50 €

Sonstige

Handelsname	Normdosen		TTK
Clindamycin	4 x 300 mg	oral, fest	< 1 €
	4 x 300 mg	oral, liquid	5–10 €
	3 x 600 mg	i.v.	2–5 €
Colistin	3 x 3 Mio I.E.	i.v.	20–50 €
Cotrimoxazol	2 x 960 mg	oral, fest	< 1 €
	2 x 960 mg	oral, liquid	< 1 €
	2 x 960 mg	i.v.	1–2 €
Doxycyclin	1 x 100 mg	oral, fest	< 1 €
	1 x 100 mg	i.v.	< 1 €
Fidaxomicin	2 x 200 mg	oral, fest	150–200 €
Fosfomycin	3 x 5 g	i.v.	75–100 €
	1 x 3 g	oral	2–5 €
Linezolid	2 x 600 mg	oral, fest	2–5 €
	2 x 600 mg	i.v.	5–10 €
Metronidazol	2 x 400 mg	oral, fest	< 1 €
	3 x 500 mg	i.v.	1–2 €
Nitrofurantoin retard	2 x 100 mg	oral, fest	< 1 €
Rifampicin	2 x 600 mg	oral, fest	5–10 €
	2 x 600 mg	i.v.	10–20 €
Tigecyclin	2 x 50 mg	i.v.	20–50 €

Antimykotika

Präparat		Dosis/Tag	TTK für 70 KG Patient
Amphotericin			
i.v.	Ambisome® 50 mg TRS (liposomal)	1 x 3 mg/kg KG	200–500 €
Caspofungin			
i.v.	Caspofungin 50 mg TRS	1 x 50 mg	20–50 €
	Caspofungin 70 mg TRS	70 mg initial	20–50 €
Anidulafungin			
i.v.	Anidulafungin 100 mg TRS	1 x 100 mg	50–75 €
		200 mg *initial*	100–150 €
Fluconazol			
i.v.	Fluconazol 400 mg	1 x 400 mg	1–2 €
p.o.	Fluconazol 200 mg KPS	1 x 400 mg	1–2 €
Pivmecillinam			
p.o.	Sempera® 10 mg/ml LIQUID 150 ml	2 x 2,5 mg/kg KG	10–20 €
	Itraconazol 100 mg KPS	2 x 200 mg	1–2 €
Voriconazol			
i.v.	Voriconazol 200 mg TRS	2 x 200 mg	10–20 €
p.o.	Voriconazol 200 mg FTBL	2 x 200 mg	2–5 €
Posaconazol			
i.v.	Noxafil® 300 mg INF	1 x 300 mg	400–450 €
p.o.	Posaconzol 100 mg TBL	1 x 300 mg	20–50 €

Stand: März 2020

Hinweis: Für diese Tabelle wurden Preise der Krankenhausapotheke der Asklepios Kliniken Hamburg GmbH zugrundegelegt. Dosierungen sind übliche Erhaltungsdosen (lt. Fachinformation der Hersteller), alle Preise in Euro inkl. MwSt.

Sachwortverzeichnis

Notizen